Gesunde Lösungen für schönes Haar

Michael Rogall
Die HaarSprechStunde

Text und Fotos: Michael Rogall

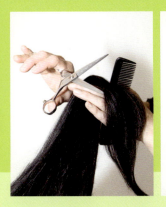 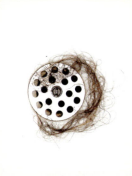 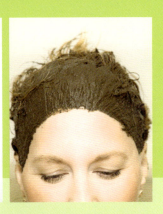

Mehr als 100 Experten-Tipps zur effektiven Selbsthilfe bei Haarausfall, Schuppen und geschädigtem Haar

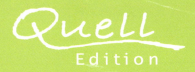

Quell Edition

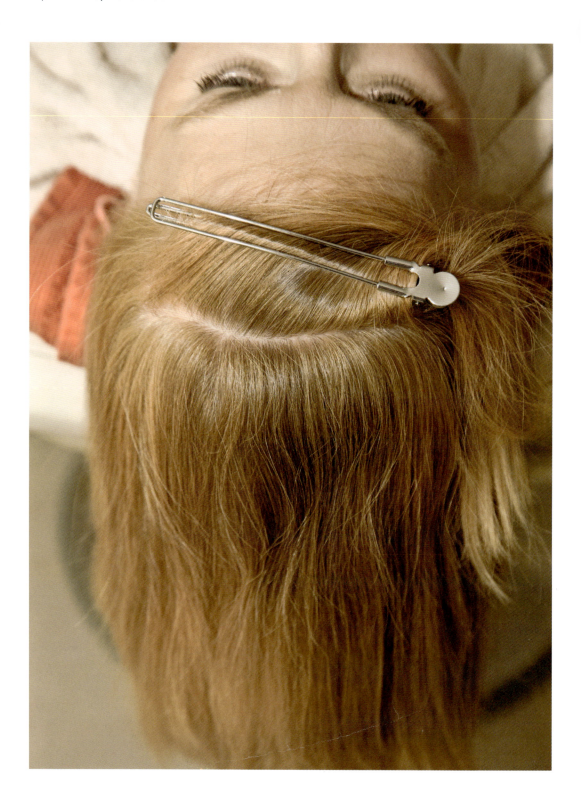

Inhalt

4	Impressum, Bildnachweis	164	Die Haut ist der Spiegel der Seele
5	**Michael Rogall: Die HaarSprechStunde**		**von Dr. Christina Hecker**
7	**Gesunde Lösungen für schönes Haar**	167	**Der rote Faden im Leben**
8	**Aus meiner täglichen Haarpraxis –**	191	Quellen
	zwei Beispiele	192	Empfehlungen | Naturfriseur-Finder

13 AUSSEN

14	**Die Kopfhaut und ihre Pflege**	46	**Haarspülungen und Kuren**
15	Mit Kopfhautbürsten zu gesundem Haar	52	**Tonmineralerde**
21	**Haarewaschen**	56	**Stylingprodukte**
24	Haarshampoos	58	Föhnen oder nicht föhnen?
26	Bio-Shampoos im Vergleich	59	**Pflanzenfarben**
28	Schuppen-Shampoos	60	Farbpalette der Pflanzenfarben
38	Spezial-Shampoos für strapazierte Haare	71	Leben Haare eigentlich?
42	Anti-Fett-Shampoos	71	Sind graue Haare grau?
44	Kinder-Shampoos	74	**Friseur und Kunde**

81 INNEN

83	**17 Gründe für Haarausfall**	116	Durchblutungsstörungen der Kopfhaut
84	Jahreszeit		durch zu enge Bekleidung
85	Mineralstoffmangel, falsche Ernährung	118	Haarkrankheiten durch ein angegriffenes
92	Spannungshaarausfall, verschlackte Kopfhaut		oder autoaggressives Immunsystem
96	Absetzen der Anti-Baby-Pille	124	Stress
97	Hormonelle Dysbalancen	126	Genetik
98	Ende der Schwangerschaft	131	**Haar-Zyklus**
99	Schilddrüsen-Dysfunktion	131	Trichogramm oder Tricho-Scan
100	Kopfhautpilze	133	**Epigenetik**
101	Darmpilze	141	**Selbstdiagnose**
104	Falsche chemische Behandlung beim Friseur	149	**Experten-Tipps zur Haarpflege**
111	Falsche Haarpflegeprodukte	158	**Haarpflege in Zeiten der Krebstherapie**
112	Operationen und Narkosemittel	161	**Eine Dokumentation über Vergiftung**
114	Vergiftungen durch Metallbelastungen,		**und Haarausfall**
	Lösungsmittel und Umweltgifte		

Hinweis

Die in diesem Buch zusammengetragenen Informationen der „HaarSprechStunde" beruhen auf persönlichen Erfahrungen und umfangreichen Recherchen des Autors zum Thema.

Der Autor erteilt hier jedoch keine medizinischen Ratschläge, empfiehlt keine Medikamente und fordert nicht dazu auf, verordnete Medikamente gegen den Rat des behandelnden Arztes abzusetzen – weder direkt noch indirekt. Die Absicht des Autors besteht einzig darin, auf der Grundlage seiner Erkenntnisse über die Bedeutung natürlicher Pflegemethoden für die Haar-Gesundheit aufzuklären.

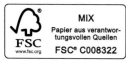

Buchinhalt gedruckt auf holzfreiem Papier mit dem FSC-Siegel

Impressum

© 2012 Quell Verlag GmbH
Saalgasse 12, 60311 Frankfurt am Main
T 069-21 99 49 40, F 069-21 99 49 42, info@quell-online.de
Besuchen Sie uns im Internet: www.quell-online.de

4. Auflage April 2014

Gestaltung: Monika Frei-Herrmann, Köln, www.frei-herrmann.de

Lektorat: Regina Eisele, www.connectingteam.de

Druck und Bindung: Printfinder

ISBN 978-3-9812667-8-8

Bibliografische Informationen der Deutschen Bibliothek:
Die Deutsche Bibliothek verzeichnet diese Publikation in der Deutschen Nationalbibliografie. Detaillierte bibliografische Daten sind im Internet über http://dnb.ddb.de abrufbar.
Das Werk einschließlich aller seiner Teile ist urheberrechtlich geschützt. Jede Verwertung ist ohne die Zustimmung des Verlags unzulässig.

Bildnachweis:

Alle Haar-Modelle stammen aus Michael Rogalls Kundenkreis und wurden von ihm selbst fotografiert.
Fotos von Michael Rogall mit einigen Ausnahmen:

René Antonoff: Seite 198

fotolia.com: Seite 97 Petro Feketa; 99 Svetlana Fedoseeva; 107 HappyAlex; 117 Catalin Petolea; 135 Luftbildfotograf; 139 Alexandra; 158 cleomiu

Monika Frei-Herrmann: Seite 7, 33, 34, 37, 39, 40, 49, 50, 86, 87, 88, 91, 114, 197

Greenvalley: Seite 98, 133, 134, 137

Marion Hartmann: Seite 159, 160, 161 (Name geändert)

Manfred Kötter: Seite 198

Gundula Lang: Seite 6, 27, 38, 44, 81, 181, 189

Kai Mewes, Deutsche Gesellschaft für Mesotherapie: Seite 123

Manfred Paasche: Seite 198

Matthias Plath: Seite 51

Dr. Reza Schirmohammadi: Seite 121

Holger Roschlaub: Seite 184

Wikipedia: Seite 93 George Shuklin; 131 Fevan; 132 Nevit Dilmen

Michael Rogall:
Die HaarSprechStunde

Seit mehr als 20 Jahren setzt sich der Kölner Haarpraktiker Michael Rogall mit gesunden Lösungen für schönes Haar auseinander. Vielen Kundinnen und Kunden konnte er dabei helfen, Probleme mit Haaren zu überwinden und zu einem selbstbewussten und freien Auftreten zu gelangen. Die Quintessenz seiner Erkenntnisse finden Sie auf den folgenden Seiten.

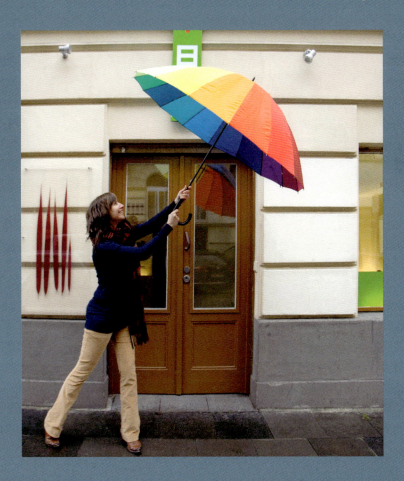

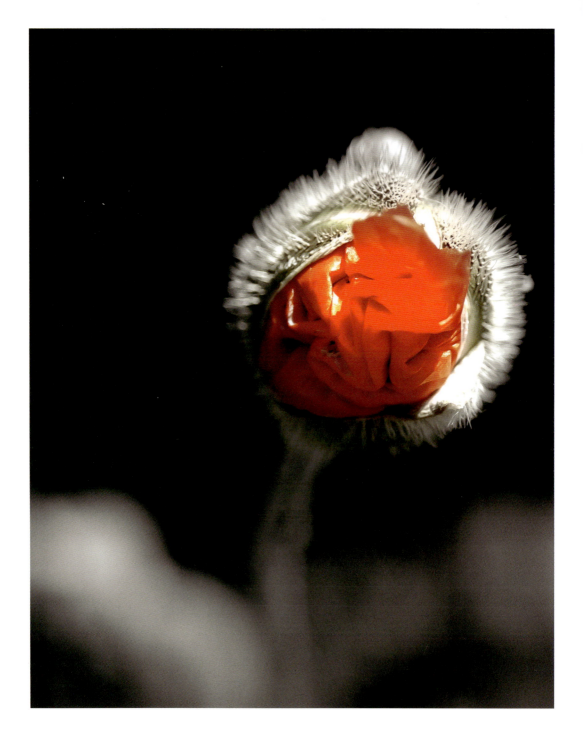

Gesunde Lösungen für schönes Haar!

Empfinden Sie den Gang zum Friseur auch manchmal so, als gingen Sie zum Zahnarzt? Weil es irgendwie seelisch weh tut, wenn wieder einmal was schief geht? Weil Sie nach dem Besuch anders aussehen als Sie es sich vorgestellt haben? Weil Sie wieder einmal zehn verschiedene Hände auf dem Kopf spüren mussten? Sie sind nicht allein mit diesen Gedanken. Immer wieder höre ich genau diese Ängste von Neukunden. Wirklich schade, denn beim Friseur kann es so angenehm zugehen.

Dieses Buch ist das Ergebnis meiner 25-jährigen Erfahrung vom Friseur zum Haarpraktiker. Auf den folgenden Seiten lesen Sie, was ich direkt aus der täglichen Praxis zum Thema Kopfhaut und Haare weiß. Sie erfahren hierin alles Wissenswerte im Umgang mit Haaren. Außerdem erhalten Sie eine Vielzahl von praktischen Anleitungen, um meine Methoden selber auszuprobieren. Mir ist wichtig, dass Sie sich mit Ihren Haaren nicht nur wohl, sondern wirklich frei fühlen.

Darüber hinaus lernen Sie in diesem Buch, auch schulmedizinische sowie naturheilkundliche Zusammenhänge rund um Haar und Kopfhaut zu verstehen. Mein Anliegen als Haarpraktiker ist es, Ihnen ein tieferes Verständnis und Behandlungsmöglichkeiten rund um Ihre Haare und Kopfhaut zu vermitteln. Deshalb bietet Ihnen dieses Buch gezielte Hilfe beispielsweise bei Haarausfall oder Kopfhautproblemen, damit Ihre Haare gesund aussehen, glänzen und somit Ihr selbstbewusstes Auftreten unterstützen. Denn Haare können meiner Meinung nach nicht nur glänzen, sondern auch lachen.

Ich wünsche Ihnen viel Freude beim Lesen.
Michael Rogall

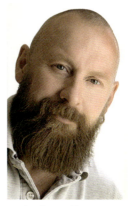

Michael Rogall

Aus meiner täglichen Haarpraxis – zwei Beispiele

Rund zehn Jahre ist Frau Mendelsohn nun schon Stammkundin. Sie ist eine sehr gepflegte und wunderbar jung gebliebene Frau von 67 Jahren. Ihr erster Besuch damals war von großer Skepsis begleitet. Sie war es nämlich gewöhnt, sich ihre Haare bei teuren Friseuren synthetisch blond färben zu lassen. Bei ihrer Therapeutin für Shiatsu-Massagen hatte sie von mir und meinen ökologischen Leistungen gehört. „Was, Pflanzenfarbe macht der? Da muss ich hin", erzählte sie mir auf dem Behandlungsstuhl sitzend und vor Neugierde brennend, aber auch eine Spur ängstlich. Frau Mendelsohn hatte leichten Haarausfall und dazu Haarbruch, denn ihre zwar vielen, doch wirklich sehr feinen Haare, waren durch die Blondierungen verstärkt abgebrochen. Durch eine unschöne Trennung vor zwei Jahren verlor sie nicht nur ihren Liebhaber, sondern auch leider gleich ein paar Haare mit. Zu stressig war die Zeit der Auseinandersetzung und des Kampfes um den Fortbestand der Liebe zwischen den beiden. Um in der Tiefe den Haarwuchs anzuregen, riet ich ihr zu einer Mesotherapie (s. Kapitel Mesotherapie) bei einem Dermatologen in Köln. Zwei Jahre später sind wir beide sehr zufrieden mit dem Ergebnis, denn alle Haare sind ihr nachgewachsen. Das Haar hat Kraft und sieht voll aus.

Natürlich blond

Inzwischen, zehn Jahre später, kommt sie immer noch regelmäßig alle vier bis fünf Wochen, um sich die blonde Pflanzenfarbe auf ihrem ergrauten Haar auffrischen zu lassen. So auch heute. Niemand glaubt ihr, dass sie Pflanzenfarbe im Haar hat, denn es sieht bei ihr einfach natürlich gesträhnt aus. Doch synthetisch blondiertes Haar hätte niemals so einen Glanz wie das von Frau Mendelsohn. Haarbruchstellen sind schon lange keine mehr vorhanden. Nach einem kleinen Plausch schaue ich mir ihre Haare genau an. Wir gehen einige Schritte zur Haarwaschliege in der Ruhezone und ihr aufgewecktes Wesen beruhigt sich unter meinen massierenden Händen am Kopf. Danach rühre ich den warmen Pflanzenfarbbrei an, verteile ihn auf die Haaransätze und schon nach wenigen Minuten spüle ich diesen wieder aus, damit es ein sanftes Beige-Blond wird. Mit dem Haareföhnen erwacht auch schon wieder ihre Lebendigkeit. Anschließend verlässt sie beschwingt mein Geschäft.

Die richtigen Pflegeprodukte verwenden

Anschließend kommt Herr Dreher zur einstündigen Haarsprechstunde. Er ist das erste Mal bei mir und sollte sich aus dem Grund die Haare vorher zwei Tage nicht mit Shampoo waschen. Mit Wasser unter der Dusche durfte er sie zwar nass machen, aber eben nicht mit Shampoo durchwaschen, da die Kopfhautsituation sonst nicht diagnostizierbar ist. Er hat auch seine zwei Shampoos und das Haarwachs, das er verwendet, mitgebracht. Vor dem Spiegel und den Monitoren sitzend, klagt er über Kopfhautjucken und starke Schuppenbildung. Ein Blick auf die Produktetiketten macht mir schnell klar, dass hierin wohl die Hauptursache für seine Kopfhautprobleme liegt. Zum einen benutzte er ein silikonhaltiges Kurshampoo seiner Freundin. Zum anderen ein gängiges Schuppenshampoo. Das Haarwachs beinhaltet Paraffine und dazu Silikonöl – Inhaltsstoffe, welche die Kopfhaut regelrecht „zuschmieren". Das Schuppenshampoo löst aber nur die abgelagerten Partikel. Herr Dreher ist ein Kunde, der im Produkte-Kreislauf festsitzt. Ich erkläre ihm, wo ich die Ursachen sehe, dann bürste ich ihm fünf Minuten mit meiner Wildschweinhaarbürste den Kopf und wir sind beide überrascht, was sich an „Flockenmasse löst", es sind synthetische Ablagerungen.

Etwas später dann shampooniere ich ihm auf der Haarwaschliege den Kopf mit einem basischen Seifenshampoo zur tieferen Reinigung von den Ablagerungen. Herr Dreher schläft alsbald ein, beglei-

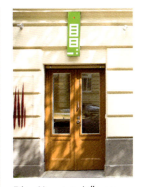

Die „Haarpraxis" von Michael Rogall befindet sich in der Brüsseler Straße 2 im Belgischen Viertel von Köln.

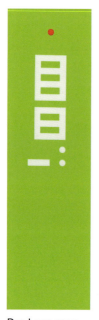

Das Logo vom Haarpraktiker

tet von einem tiefen Schnaufen. Männer scheinen meist mehr „unter Strom zu stehen" als Frauen und schlafen gerne während ihres Termins bei mir auf der Waschliege ein. Ich genieße das mir entgegengebrachte Vertrauen. Nach der circa 20-minütigen Haarwäsche gehen wir zurück zum Behandlungsplatz und ich föhne seine Haare. Die Kopfhaut ist blitzblank, keine Schuppen mehr und die Haare haben deutlich mehr Glanz bekommen. Erleichtert über das Ergebnis atmet Herr Dreher auf und kauft bei mir noch eine Bürste und das Seifenshampoo für die weitere Nachbehandlung, dazu ein Haarwachs auf der Basis von Bienenwachs und Sonnenblumenöl.

Bei den männlichen Kunden habe ich über die Jahre feststellen können, dass sich Männer, wenn sie einmal überzeugt sind, gleich komplett umstellen, so auch Herr Dreher. Er vereinbart noch einen Kontrolltermin mit mir, an dem auch seine Haare geschnitten werden sollen. Sein Vertrauen in meine Arbeit scheint nun groß zu sein und im Hinausgehen lobt er noch einmal die intensive Haarwäsche.

So oder ähnlich verlaufen meine Tage in der Haarpraxis. Die Haarbehandlung läuft sehr ruhig ab, keine Musik dudelt. Verstärkt durch das reduzierte Interieur steht der Kunde mit seinen Wünschen immer im Mittelpunkt meiner Aufmerksamkeit. Die Termine sind so angelegt, dass ich genug zeitlichen Spielraum für jeden Kunden habe. Ein bis zwei Stunden sind die Regel. Ob Neu- oder Stammkunden: Alle werden gleich lang behandelt. Denn auch bei den Stammkunden gibt es immer wieder etwas Neues zu erfahren, etwa eine persönliche Veränderung oder andere Wünsche, im schlimmsten Fall durchlebte Krankheiten und Verluste. Alles, was das Leben mit sich bringt, spiegelt sich auf den Köpfen wider. Es erfordert Zeit, sich einzufühlen. Zeit, die ich mir als Haarpraktiker gerne nehme.

VORWORT | 11

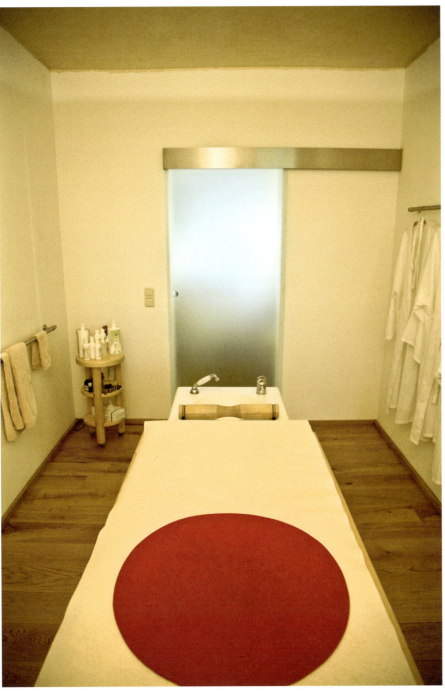

Die Haarwaschliege: Seit 1994 beim Haarpraktiker nicht mehr wegzudenken, doch leider immer noch weltweit nahezu unbekannt bei Friseuren und Verbrauchern.

12 | Die HaarSprechStunde

AUSSEN

Kunden gegenüber betone ich, dass es in der Haarpflege zuerst IMMER um die Kopfhaut geht. Egal, ob Sie Haare waschen oder sich die Haare bürsten wollen, behandeln Sie in der Hauptsache die Kopfhaut. Sie ist das am wenigsten durchblutete Organ unseres Körpers und bedarf deshalb besonderer Aufmerksamkeit. Ähnlich wie beim Blumenbeet muss der Boden gepflegt, gedüngt und gewässert werden, damit die Pflanzen – in diesem Fall nun Ihre Haare – kräftig wachsen können. Haarschnitt und -pflege sind dann nur noch kosmetische Elemente.

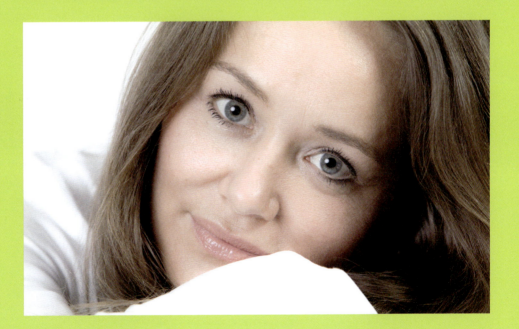

Die Kopfhaut und ihre Pflege

Das Kopfhautbürsten hat bei mir höchste Priorität in der Haar- und Kopfhautpflege. Deshalb widme ich das erste Kapitel diesem Thema. Gutes Werkzeug bildet dafür die Basis – darum an dieser Stelle zunächst einiges über geeignetes Bürstenmaterial.

Wissen Sie, was eine gute Haarbürste ausmacht? Nein? Also: Die Qualität des Holzes, der Naturborsten und sicher auch die handwerkliche Verarbeitung sind entscheidend für eine langlebige und solide Haarbürste.

Das Holz der Bürste sollte Wasser abweisend sein und dafür eignet sich am besten Birnbaumholz, das auch im Schiffsbau verwendet wird. Die Borsten selber kommen immer vom Wildschwein. Man hat festgestellt, dass die Borsten vom chinesischen Wildschwein die härtesten überhaupt sind. Wildschweinborsten sind wie das menschliche Haar beschaffen, nur viel dicker im Durchmesser. Weil diese Borsten dem Haar so ähnlich sind, können sie Fett, Schmutz und Schuppen aus unserem Haar aufnehmen und abtransportieren. Die Borsten weichen nicht auf, brechen nicht so schnell und sind so stabil, dass sie selbst durch dichtes Haar bis zur Kopfhaut durchdringen. Letzteres ist nämlich entscheidend, damit Ihre Haare durch die elektrostatische Aufladung nicht fliegen und dadurch die Pflegewirkung des Bürstens nicht ankommt.

Vor etlichen Jahren habe ich mit einem Traditionsunternehmen in der Bürstenherstellung eine Naturhaarbürste entwickelt, die für meinen Geschmack perfekt funktioniert.

Was eine gute Haarbürste auszeichnet
Bei einer qualitativ guten Bürste sind immer kurze und lange Borsten in den Holzkörper eingezogen. Die langen Wildschweinhaare dringen durch Ihr Haar bis zur Kopfhaut vor, lösen dort Schuppen und Ablagerungen, während die kurzen Borsten diese aufnehmen und aus dem Haar abtransportieren. Für das perfekte Gleiten durch die Haare mussen die Borsten etwas auseinander gesetzt sein, damit sie bis zur Kopfhaut durchdringen können. Die einzelnen Borsten sollten auch die hellen runden Köpfchen noch aufweisen, die vormals in der Haut des Wildschweins verankert waren. Diese schützen davor, dass es beim Haarebürsten an den Haaren reißt und Verletzungen auf der Kopfhaut entstehen.

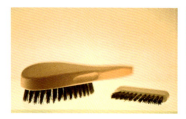 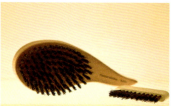 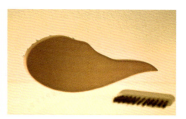

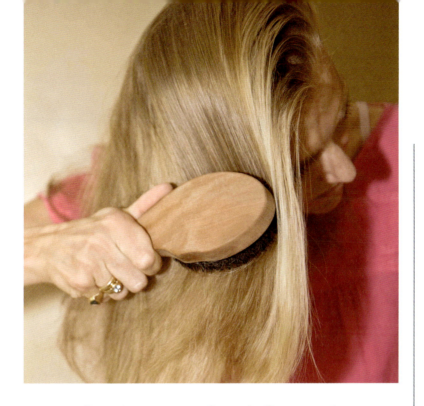

Bürsten wirkt wie ein Peeling auf die Kopfhaut.

Mit Kopfhautbürsten zu dauerhaft gesundem und glänzendem Haar

Für wirklich schöne, glänzende Haare braucht genau die Kopfhaut Massage und Reinigung.

Während ein Haarwasser nur die Oberfläche der Kopfhaut beeinflusst, massiert das richtige Bürsten das tiefere Bindegewebe, regt die Durchblutung und das Haarwachstum an. Jedes Haar ist an einen eigenen Blutkreislauf angeschlossen. Durch das Bürsten kommt der Blutkreislauf in Schwung und damit auch die mineralische Versorgung.

Dadurch kann die Kopfhaut auch entschlacken. Denn das Bürsten wirkt wie ein Peeling auf die Kopfhaut. Ablagerungen und Schuppen werden davon gelöst, und die Kopfhaut kann besser entgiften. Bei Kopfhautjucken bewirkt das Bürsten einen Gegenreiz. Ergebnis: Der Juckreiz beruhigt sich. Auch Spannungen der Kopfhaut können sich durch das Kopfhautbürsten lösen und abgebaut werden. Nach dem Bürsten lässt sich ein wohliges Kribbeln auf der Kopfhaut vernehmen – ein Zeichen für gute Durchblutung. Und die ist entscheidend dafür, Haarausfall vorzubeugen. Besteht bereits Haarausfall, sollten

So erkennen Sie eine schlechte Bürste

Billig hergestellte Naturbürsten haben keine langen und kurzen Borsten, die nebeneinander stehen. Und auch keine weißen Köpfchen mehr. Das Haarebürsten fühlt sich dadurch eher stumpf an. Meist sind die Borsten auch so dicht beieinander gesetzt, dass es unmöglich wird durch das einzelne Haar zu gleiten. Die Borsten reißen dann an den Haaren und die elektrostatische Aufladung der Haare wird verstärkt. Für die tägliche Haarpflege sind solche Bürsten ungeeignet.

Sie das Kopfhautbürsten unbedingt durchführen. Sie brauchen dabei keine Sorge zu haben, sich dadurch noch mehr Haare auszuziehen. Denn Haare, die sich schon in der Ausfallphase befinden, fallen ohnehin aus. Durch das Kopfhautbürsten schaffen Sie sogar schneller Platz für neue Haare und aktivieren die nachwachsenden durch die verstärkte Durchblutung. Die tägliche Pflege mit der Naturhaarbürste schafft wieder ein gesundes Milieu auf der Kopfhaut. Darüber hinaus wird eine zu trockene Kopfhaut durch das Kopfhautbürsten wieder zum Nachfetten angeregt und eine überfette Kopfhaut kann Überschüsse schneller abtragen und kann sich so normalisieren. Noch ein Plus: Durch das tägliche Bürsten verändert sich das Haarwaschverhalten nach und nach.

Oft höre ich von Kunden in der ersten Haarsprechstunde, dass sie sich jeden Tag die Haare waschen. Aber nicht, weil die Haare schmutzig sind, sondern die Frisur dann besser sitzt. Durch das tägliche Kopfhaut- und Haarebürsten bleibt die Kopfhaut länger frisch und die Frisur erhält mehr Volumen, weil Sie durch das Bürsten das Haar vom Ansatz her „hochheben". Die gut durchblutete Kopfhaut trägt dazu bei, dass die Haare sich dauerhaft mehr und mehr aufrichten. Oft brauchen Sie dann nur noch Ihre Finger, um die Frisur in Form zu bringen. Beim zweiten oder dritten Besuch erzählen mir die meisten Kunden dann erfreut, dass sie durch die tägliche Pflege mit der Naturhaarbürste ihre Haare nur noch alle zwei bis vier Tage waschen müssen. Für viele eine Befreiung!

Tägliches Bürsten als Haarkur

Beim Kopfhautbürsten nehmen die Borsten den hauteigenen Säureschutzmantel, gebildet aus Talg und Schweiß, auf und verteilen diesen Schutz mikrofein bis in die Haarspitzen. Der Säureschutzmantel wirkt wie eine Haarkur mit perfekt auf Ihre Bedürfnisse abgestimmten Pflegesubstanzen. Er nährt und schützt die Haare, lässt aber Feuchtigkeit durch, damit die Haare nicht austrocknen. Spliss, sofern er nicht auf Mangelerscheinungen von innen basiert, wird mit der

Dauer des Haarebürstens weniger. Bei täglicher Bürstenanwendung bleibt das einzelne Haar natürlich geschlossen. Die Schuppenschicht jedes einzelnen Haars wird geglättet. Je glatter die Schuppenschichten am Haar anliegen, umso intensiver kann es das Umgebungslicht reflektieren, es glänzt. Auch die Haarfarbe wirkt so viel intensiver.

Das chemische Gegenstück hierzu ist eine Haarspülung, die Paraffin und Silikon enthält. Sie verklebt Haare und Kopfhaut. Das Haar lässt sich zwar schnell durchkämmen, ist aber oft butterweich und ohne Spannung. Zudem kann Feuchtigkeit von außen nicht mehr eindringen und das Haar trocknet aus. Sie haben dann das Gefühl, immer eine Spülung oder Haarkur benutzen zu müssen, da Kämmen andernfalls zur Tortur wird. Doch weich gespültes Haar ist bekanntlich frisierunwillig, so müssen Sie wieder Festiger zur Hilfe nehmen, um die Wunschfrisur zustande zu bekommen – ein endloser Kreislauf.

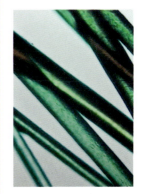

Durch die Grünfärbung unter dem Mikroskop wird die Schuppenschicht der Haare besonders gut sichtbar.

Haare vor dem Waschen bürsten

Durch das Bürsten von Kopfhaut und Haaren erzielt man eine Vorreinigung, so dass die anschließende Haarwäsche besonders gründlich wirken kann. Darum sollte es vor jeder Haarwäsche wie oben beschrieben stattfinden. Auch Menschen mit starker Krause, die ihre Haare eher an der Luft trocknen lassen und selten bürsten, weil die Krause dann „zerrissen" aussieht, sollten vor dem Haarewaschen einmal fünf Minuten die Bürstenpflege durchführen. Zwar wirken so geartete Haare trocken, sie brauchen aber die gleiche Pflege. So bekommen die Haarspitzen mehr Eigenfett ab, schließen sich, glänzen mehr und trocknen beim Haarewaschen nicht aus.

Was Sie noch beachten sollten – die Reinigung der Bürste

Da Ihre Naturhaarbürste viele Rückstände von der Kopfhaut aufnimmt, muss die Bürste regelmäßig gereinigt werden. Dafür entfernen Sie nach jedem Bürsten mit dem Kamm zuerst die Haare aus der

> Weiter auf Seite 20

18 | Die HaarSprechStunde

Anleitung zum Bürsten
Greifen Sie die Bürste immer am Rumpf. Dadurch entsteht ein festerer Kopfhautkontakt beim Kopfhaut- und Haarebürsten. Frauen mit kleinen Händen üben mehr Kraft auf die Bürste aus, wenn sie diese am Stiel greifen. Nie vergessen: Zuerst immer die Kopfhaut und erst dann nachfolgend die Haare bürsten.

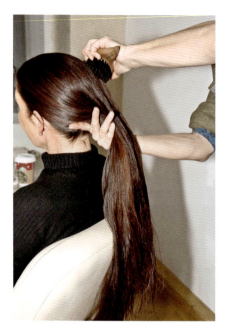
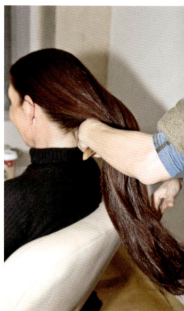

Haarpraxis-Tipp: So bürsten Sie Ihre Haare gesund

Meine Großmutter sagte immer: „Jeden Tag 100 goldene Bürstenstriche."

Ich empfehle heutzutage: „Bürsten Sie Kopfhaut und Haare so lange, wie Sie Ihre Zähne putzen." Also circa zwei bis drei Minuten.

Das Haarebürsten als Muntermacher
Gleich morgens, vor dem Duschen, beugen Sie sich unter die Herzlinie und setzen die Bürste am Nackenansatz an. Diese Art des Haarebürstens wirkt Kreislauf anregend, macht wach und regt die Lymphgefäße am Hals und Kopf an, schneller zu entschlacken. Ziehen Sie nun die Bürste fest über die Kopfhaut durch das Haar. Es ist wirklich wichtig, dass Sie die Kopfhaut bürsten, das Haar wird dabei ohnehin mitgebürstet. Bei dichten Haaren teilen Sie das Haar scheitelweise ab, um immer auf der Kopfhaut zu bleiben. Gehen Sie über die Seitenschläfen, dann wieder vom Nacken bis zum Oberkopf, aber bleiben Sie circa ein bis zwei Minuten vorn übergebeugt. Mit der freien Hand streichen Sie durch das gebürstete Haar und reduzieren so die elektrostatische Aufladung in den Haarspitzen. Am Haaransatz ist diese Ladung für das Volumen erwünscht, aber nicht in den Spitzen. Richten Sie

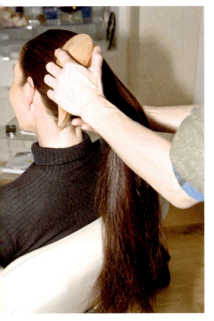 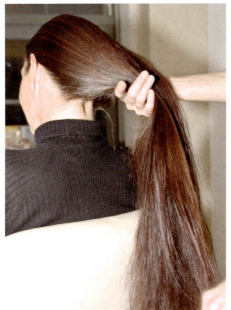

sich nach der vorgeschlagenen Zeit wieder auf und bürsten nun von der Stirn zum Nacken hin herunter. Gut auch, wenn Sie bewusst über eventuell vorhandene Geheimratsecken bürsten. Denn auch hier wirkt die intensive Massage Wunder auf den Haarwuchs. Das Blut, das wir in die Kopfhaut gebürstet haben, soll nun wieder abfließen und somit auch Verschlackungen des tieferen Bindegewebes der Kopfhaut abtransportieren. Außerdem braucht das Deckhaar ja den meisten Glanz. Anschließend schütteln Sie Ihre Frisur mit den Händen auf. Sie werden sehen, dass Sie mehr Volumen besitzen und das Haar viel lockerer sitzt – egal ob langes oder kurzes Haar. Lockiges Haar wird mit der Zeit sogar noch schöner gewellt, da es mehr Feuchtigkeit erhält und speichern kann und so eben flexibler bleibt.

Zum Entspannen in die Gegenrichtung bürsten

Wenn Sie einen aktiven Tag hinter sich haben, hilft das Haarebürsten auch, um zur Ruhe kommen. Jedoch nur von oben nach unten, also von der Stirn zum Nacken bürsten, um überschüssige Energie abzuleiten. Würden Sie in diesem Fall kopfüber bürsten, kann passieren, dass Sie nicht recht abschalten und einschlafen können.

Wenn Sie vorher noch nie wirklich Haare und Kopfhaut gebürstet haben und Sie legen nun los damit, kann es sein, das die nächsten vier bis acht Wochen die Kopfhaut etwas mehr fettet oder sogar schuppt. Diese Symptome werden sich nach und nach beruhigen. Das Haar wird immer fülliger und glänzender. Machen Sie auch dann weiter. Integrieren Sie die Haarbürstenmassage in Ihren Alltag. Sie werden freudig erstaunt sein, wie lebendig Ihre Haare nach etwa einem Jahr aussehen werden.

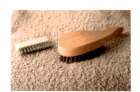

Die gewaschene Bürste sollte auf einem Handtuch, immer auf den Borsten liegend, trocknen.

< Fortsetzung von Seite 17

Bürste. Dann schrubben Sie mit dem Bürstenreiniger, einer kleinen schmalen Gegenbürste die trockene Haarbürste durch. Gehen Sie dabei bis auf den Grund der Haarbürste, damit Ablagerungen und Schuppen gelöst werden.

Bei einer normal fetten Kopfhaut müssen Sie Ihre Bürste vielleicht nur etwa einmal im Monat reinigen. Bei fetter Kopfhaut am Anfang eventuell jede Woche, ebenso bei starken Schuppen. Dann halten Sie die Borsten der Bürste unter fließendes Wasser, geben etwas Shampoo auf die Borsten und schrubben auch hier mit der Gegenbürste die Fette heraus. Lassen Sie die Bürste dann mit den Borsten nach unten auf einem Handtuch trocknen, damit das Wasser abfließen kann und nicht den Bürstenboden aufweicht. Zum Schutz des Holzkörpers können Sie gerne etwas Oliven- oder Mandelöl, oder auch Bienenwachs verwenden.

Übrigens: Jeder Mensch sollte seine eigene Haarbürste besitzen, genau wie bei der Zahnbürste. Sollten wieder einmal Kopfläuse in der Schule Ihres Kindes grassieren, können Sie sicher sein, dass sich diese nicht über die Bürste auf das nächste Familienmitglied übertragen. Das Gleiche gilt für den Kopfhautpilz, denn auch hier sind manche Sorten ansteckend.

Haarpraxis-Tipp: Schmerzfrei Haar entwirren

Die Naturbürste können Sie auch zum Entwirren der gewaschenen, nassen Haare benutzen.
Viele meinen, dies ließe sich nur mit einer Spülung in den Haaren und einem groben Kamm bewerkstelligen. Oft reißen Sie dennoch am Haar dabei.
Mit einer feinen und dichten Naturborstenbürste werden die Haare sanft, Schicht um Schicht, ohne Weichmacher, entwirrt.
Das Haar wird nicht überdehnt oder reißt. Der Vorgang ist auch nicht schmerzhaft.
Nach dem Trocknen merken Sie, das Sie keinen Festiger mehr brauchen werden, weil das Haar nicht künstlich weich gemacht wurde. Ich selber vermeide es, so gut es geht, Haarspülungen bei der Kundin zu verwenden. Diese kommen nur zum Einsatz, wenn meine neuen Kunden noch chemisch behandelte Haare haben. Alle anderen besitzen ja irgendwann wieder ihr gesundes Haar. Ein gesundes Haar ist von Natur aus fest, geschlossen und flexibel.

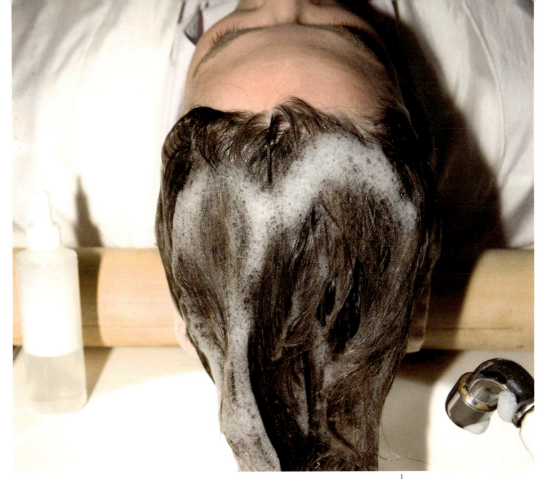

Haarewaschen – wie oft ist es erlaubt?

Wer sich nur mit frisch gewaschenen Haaren wohl fühlt, der kann sie ruhig täglich waschen, wenn er ein mildes Shampoo verwendet.

Häufig fragen Kunden mich: „Wie oft kann ich mir eigentlich die Haare waschen?" Um die Frage zu beantworten: Wenn Sie tägliches Haarebürsten nach der oben erwähnten Anleitung beherzigen, wird es nicht notwendig sein, sich jeden Tag die Haare zu waschen. Denn Haare sind ja heutzutage selten wirklich „schmutzig". Wem das Haarewaschen als Wohlfühlritual beim täglichen Duschen dient, kann das ohne weiteres tun, wenn er ein mildes Shampoo verwendet. Denn: je neutraler ein Shampoo ist, umso weniger beeinflusst es die Kopfhaut negativ. Ist das Produkt wegen der Inhaltsstoffe „manipulativ", wie etwa bei Anti-Fett-Shampoos, muss sich die Kopfhaut nämlich darauf einstellen. Nach einer Wäsche brauchen Kopf-

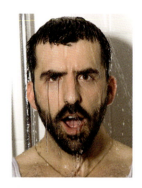

Eine ältere Stammkundin erzählte mir einmal, dass sie direkt nach dem Krieg, als junge Frau, in einem Lazarett gearbeitet hat. Sie stellte erstaunt fest, dass die dort helfenden Amerikanerinnen sich alle drei bis vier Tage die Haare wuschen und frisierten. Bei uns in Deutschland war seinerzeit mehr als einmal pro Woche Haarewaschen nicht drin.

Auch ich erinnere mich noch, dass wir als Schüler beim gymnasialen deutsch-amerikanischen Austauschprogramm bemerkten, dass die „Amis" jeden Tag duschten. Das war vor rund 30 Jahren in Deutschland noch ungewöhnlich.

und Körperhaut etwa sechs bis acht Stunden, um den ph-Wert wiederherzustellen.

Weniger ist mehr

Heutzutage sind die meisten Shampoos und Duschgels konzentrierter als noch vor etwa 30 Jahren. Damals enthielten viele Produkte mehr Wasser, die Verpackungen waren deutlich größer als heute. Durch häufigeres Reisen, mehr Single-Haushalte und wegen des stetig wachsenden Müllbergs, kamen kleine, handliche Produkte in Mode, die aber konzentrierter in der Substanz sind. Diese verursachen – nach meiner Beobachtung – mehr Kontaktallergien, ausgetrocknete Haare und Kopfhautprobleme. Das liegt sicher auch daran, dass die Verwender oftmals eine zu große Menge des Produkts beim Duschen in ihre Hände geben. Darum verdünne ich Shampoos grundsätzlich, bevor ich sie auf die Kopfhaut gebe.

Die meisten Menschen geben zum Haarewaschen einen Shampooklecks auf den Oberkopf, waschen sich durch die „Haardecke" durch und haben dann nicht mehr genug Shampoo, um auch den Rest des Kopfes zu waschen. Diese Art des Haarewaschens strapaziert und entfettet das Deckhaar unnötig. Darunter, und zwar auf der Kopfhaut, sind aber oft noch Ablagerungen vorhanden, was kaum spürbar ist, denn das Haar wirkt an diesem Waschtag frisch. Über Nacht darauf gelegen und geschwitzt, ist dem Haar am Morgen dann anzusehen, dass es noch von Grund auf verklebt ist. Man meint, die Kopfhaut sei wieder fettig und wäscht darum die Haare aufs Neue. Wurde beim Haarewaschen zudem das Shampoo nur flüchtig ausgespült, gesellen sich dazu auch noch diese Produktablagerungen. Wieder ein Kreislauf, den es zu durchbrechen gilt.

Richtig Haarewaschen: Waschen Sie nun mit spitzen Fingern, bis die Flüssigkeit gleichmäßig aufschäumt. Sollte der Schaum unter knisternden Geräuschen schnell weg sein oder sich kaum Schaum bilden, MÜSSEN Sie die Haarwäsche wiederholen. Also, nochmals

AUSSEN | 23

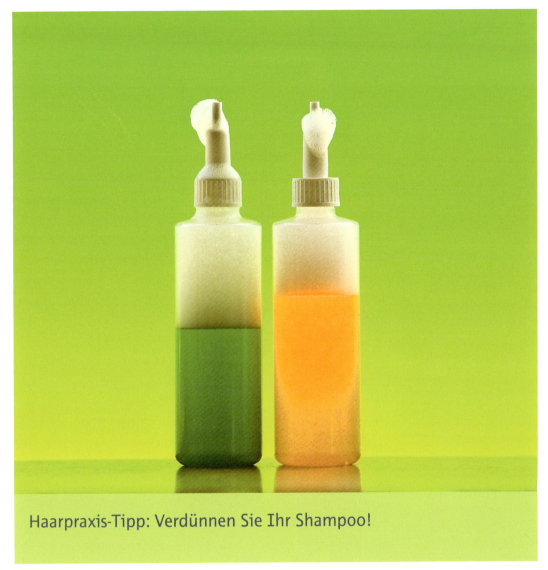

Haarpraxis-Tipp: Verdünnen Sie Ihr Shampoo!

Wenn Sie Ihr Shampoo mit Wasser verdünnen, können Sie nicht nur Kontaktallergien vorbeugen. Die flüssigere Konsistenz durchdringt das Haar auch besser und gelangt so leichter bis auf die Kopfhaut, die es gründlich zu reinigen gilt. Denn nur auf der Kopfhaut sitzen die abgelagerten Fette, Schuppen und die Salze vom Schwitzen. Das Haar selbst hat im Höchstfall Staub aus der Umgebung angezogen und ist eventuell durch Stylingprodukte überlagert.

Jeder Kunde bekommt bei seinem ersten Besuch in meiner Haarpraxis eine 100 ml Flasche zum Verdünnen des Shampoos mit. Je nach Produkt geben Sie fünf bis zehn ml Shampoo in diese Verdünnerflasche und füllen den Rest mit warmen Wasser auf. Schütteln Sie den Inhalt, damit Wasser und Produkt sich mischen und verteilen Sie dann das ganze Shampoowasser UNTER den Haaren direkt auf der Kopfhaut, und zwar gleichmäßig um den Kopf herum.

Wichtig zu wissen:

Das gleichmäßige Schaumbild verrät, ob sich das Fett gebunden hat und das Haar damit sauber ist. In dem Moment, in dem ein gleichmäßiger, weißer, feinporiger Schaum entstanden ist, brauchen Sie nicht mehr länger weiterwaschen. Fette haben sich gebunden und Sie können den Schaum nun gründlich auswaschen. Herkömmliche Shampoos enthalten Schaumbildner (Cocoamidopropyl Betain, Hydroxysultaine), um dem Verbraucher Reinheit zu suggerieren – ist aber nicht unbedingt mit sauberem Haar gleichbedeutend.

die Verdünnerflasche befüllen und Kopfhaut und Haare wie beschrieben waschen. Waschen Sie intensiv die Kopfhaut und streifen den so entstandenen Schaum durch die Haare. Also waschen Sie von innen (Kopfhaut) nach außen (Haare). Das reicht aus, um das Haar zu säubern. Außerdem verwirrt und verknotet es sich so kaum zum späteren Auskämmen. Spülen Sie Haare und Kopfhaut abschließend geduldig und gründlich aus. Reiben Sie mit den Fingerspitzen gut über die Kopfhaut und nehmen den Duschstrahl zum Ausspülen zuhilfe. In den Poren setzen sich nämlich gerne noch Produktreste fest, die, werden sie nicht ausgespült, durch Schwitzen die Kopfhaut reizen. Das gründliche Ausspülen sorgt außerdem für das optimale Volumen Ihrer Frisur. Ein sauberes, wirklich rückstandsfreies Haar „quietscht" im nassen Zustand.

Was herkömmliche Shampoos enthalten

Wenn Sie in einem typischen Drogeriemarkt-Regal die Inhaltsstoffe von Shampoos und auch Duschgels vergleichen, sehen Sie, dass die ersten fünf bis sechs aufgelisteten Inhaltsstoffe fast immer identisch sind. Bei der Deklaration der Inhaltsstoffe sind die fünf erstgenannten Inhaltsstoffe diejenigen, die in der höchsten Menge im Produkt enthalten sind – die letztgenannten Inhaltsstoffe sind dagegen wenig vorhanden. Selbst besonders hochpreisige „Designer"-Shampoos und -Duschmittel nutzen die gleichen Waschtenside oder Bindemittel. Sie unterscheiden sich lediglich durch die verwendeten Duftstoffe, die bei Designer-Produkten aus der jeweiligen Parfümlinie stammen. Man kann also viel Geld sparen, wenn man sich ein günstiges, duftneutrales Bio-Shampoo kauft und wenige Tropfen seines bevorzugten Duftes hinzu gibt. So erhalten Sie ein sanftes Haarwaschmittel oder Duschgel kombiniert mit Ihrem Lieblingsduft. Sanft deshalb, weil biologische Shampoos zum Beispiel keine Schaumverstärker und Silikone enthalten. Ein herkömmliches Haar-

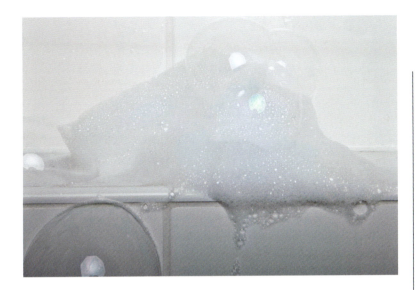

Wichtig zu wissen:

Die Schaumbildner werden benötigt, weil die Waschtenside in Kombination mit den Substanzen, wie Fruchtwachsen, Silikonen und Panthenol, um nur einige zu nennen, keine Schaumbildung zulassen. Grundsätzlich muss kein Shampoo lange einwirken, außer vielleicht ein medizinisches Shampoo. Doch dazu später mehr.

waschprodukt enthält 20–35 Inhaltsstoffe, ein biologisches Shampoo dagegen etwa sechs bis zehn. Die ökologischen Produkte sind auf ihre Essenz und reinigende Fähigkeit reduziert. Das ist gut für Kopfhaut und Haare und außerdem auch nett zur Umwelt.

Die meisten Umsätze macht die Kosmetikindustrie mit Produkten, die spezielle Wirkungen besitzen sollen. In Shampoos – das Gleiche trifft aber auch auf Hautcremes und andere Pflegeprodukte zu – sollten spezielle Wirkstoffe gegen die verschiedensten Haarprobleme eigentlich mengenmäßig mehr enthalten sein. Doch auch hier ist erkennbar, dass diese oft erst am Ende der Deklaration auftauchen und somit eher in homöopathischer Dosierung enthalten sind. Die Wirkung der ohnehin gering dosierten Pflegekomponenten wird durch die kurze Zeit, die die meisten Menschen für das Haarewaschen aufwenden, zusätzlich verringert. In einer circa zweiminütigen Waschprozedur kann allenfalls Schmutz und Fett aus den Haaren gelöst werden, es können sich aber kaum Pflegestoffe anlagern. Ein Haarwasser, das auf der Kopfhaut verbleibt, kann der Kopfhaut Nährstoffe liefern, aber einem industriell hergestellten, kosmetischen Shampoo spreche ich eine solche Fähigkeit ab. Einwirken müssen nur Teershampoos und desinfizierende Spezial-Produkte gegen Kopfhautpilze und Kopfläuse.

Bio-Shampoo im Vergleich zu konventionell hergestelltem Produkt

Ökologisches Shampoo, Bio-zertifiziert (acht Substanzen)

Inhaltsstoff	Erklärung	Wirkungsweise
Wasser	Aqua	Lösungsmittel
Zuckertensid	pflanzliches Tensid	hautverträglich, biologisch abbaubar
Weingeist	trinkbarer Alkohol	Desinfektion
Xanthan	essbarer Verdicker	verdickt und verbindet die Inhaltsstoffe
Zitronensäure		stabilisiert den ph-Wert
Sonnenblumenöl	Pflege	hoher Gehalt an Linolsäure
Weizenprotein	Pflege	reich an Vitamin E und essentiellen Fettsäuren
Ätherisches Öl	Duft	

Klassisches kosmetisches Pflege-Shampoo, keine Bio-Qualität (28 Substanzen)

Inhaltsstoff	Erklärung	Wirkungsweise
Wasser	Aqua	Lösungsmittel
Waschtensid	Sodium Laureth Sulfate	eingeschränkt empfehlenswert, macht die Haut durchlässig für Schadstoffe
Silikon	Dimethicone	verklebt Haare und Kopfhautporen
Waschtensid	Laureth-9	nur eingeschränkt empfehlenswert, da es die Haut durchlässig für Schadstoffe macht
Waschtensid	Cocamidopropyl Betaine	pflanzliches Tensid, das die Wirkung der anderen Waschtenside abpuffert und verträglicher macht, Verdicker, antistatische Wirkung
Emulgator und Tensid	PEG-3 Distearate	nur eingeschränkt empfehlenswert, da es die Haut reizen kann und durchlässig für Schadstoffe macht
Synthetisches Tensid	Undecylenamido Propyl Betaine	empfehlenswert
Pflanzlicher Gelbildner	Cocamide DEA	darf nur nach strengen Vorschriften verwendet werden, da es als krebserregende Substanz eingestuft ist, kann über die Haut eindringen
Schuppenlöser	Piroctone Olamine	eingeschränkt empfehlenswert, synthetisches Konservierungsmittel und Schuppenlöser
Fungizid	Climbazole	nur eingeschränkt empfehlenswert, kann Krebs und Allergien auslösen, baut sich nicht in der Natur ab

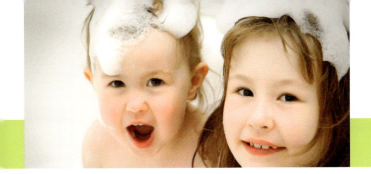

Klassisches kosmetisches Pflege-Shampoo, keine Bio-Qualität | Fortsetzung

Inhaltsstoff	Erklärung	Wirkungsweise
Lipid, Rückfetter	Paraffinum Liquidum	Nebenprodukt aus der Erdölherstellung, auch bekannt als Vaseline oder Wachse, deckt Haut und Haare zu, Feuchtigkeit kann nicht mehr durchdringen, meist als Basis von Hautcremes und Haarkuren
Antistatikum	Polyquaternium 10	eingeschränkt empfehlenswert, damit die Haare nicht fliegen, zur besseren Kämmbarkeit
Verdicker	Guar Hydroxypropyl-trimonium Chloride	eingeschränkt empfehlenswert, Antistatikum, bessere Nasskämmbarkeit
Feuchthaltemittel	Glycerin	empfehlenswert, bewahrt die Feuchtigkeit, wirkt Haut glättend
Verdicker	Sodium Chloride	Kochsalz, empfehlenswert, Hilfsstoff zum Verdicken
Zitronensäure	Citric Acid	empfehlenswert, zur Stabilisierung des ph-Wertes, Feuchthaltemittel
Alkohol	Alcohol Denat	Lösungsmittel, Desinfektion
Konservierungsstoff	Methylparaben	unter Sonnenlicht lässt es die Haut schneller altern, führt zu Altersflecken
Konservierungsstoff	Ethylparaben	starkes allergisches Potential, in einigen Ländern sogar verboten
Konservierungsstoff	Propylparabenen	kann aber als Östrogenrezeptor dienen, wurde schon in Brustkrebstumoren nachgewiesen
Tensid/Emulgator	C12-15 Pareth-3	steht im Verdacht, die Haut durchlässig für Schadstoffe zu machen
Konservierungsstoff	Sodium Benzoate	synthetisches Konservierungsmittel
Konservierungsstoff	Sodium Salicylate	zur Konservierung und Schuppen lösend
Antiseptikum	Phenoxyethanol	zur Desinfektion und antibakterielle Wirkung
Alkohol	Linalool	Bestandteil ätherischer Öle, kann Haut und Augen reizen
Duft	Butylphenyl Methylpropional	Inhaltsstoff ätherischer Öle
Duft	Limonene	
Duftstoff	Parfum	

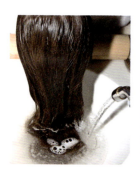

Sich mit biologischen Produkten zu waschen und zu pflegen kommt natürlich auch unserer Umwelt zugute.

Schuppen und Schuppen-Shampoos

Anti-Schuppen-Shampoos

Mit den höchsten Absatz verzeichnen Anti-Schuppen-Shampoos. Darum möchte ich einige Worte zu diesen Produkten schreiben. Ich nehme es gleich vorweg: Kein kommerzielles Anti-Schuppen-Produkt hat mich wirklich überzeugt. Vor allem, weil die sofortige Ablösung der Schuppen kein Garant für Besserung ist, weder für eine sofortige noch für eine langfristige. Mit einem herkömmlichen Schuppen-Shampoo kann man nämlich erst recht Schuppen provozieren, da die Kopfhaut durch die aggressiven Laurylsulfate gereizt wird und austrocknet. Darüber hinaus leiden die Haare sehr beim Waschen mit herkömmlichen Schuppen-Shampoos. Durch die entsprechenden Wirkstoffe werden verhornte Hautpartikel entfernt. Da das einzelne Haar von mehreren Lagen Schuppenschichten ummantelt ist, können sich diese auch lösen oder öffnen, so dass das Haar nach einer Weile stumpf aussieht. Gehen wir nun einmal spezifische Shampoos mit ihren Wirkstoffen durch:

Typische Wirkstoffe gegen Schuppen in Shampoos

Wirkstoff	Erklärung	Wirkung
Zinc Pyrithione	Zinksalz des Pyrithion	wirkt antibakteriell/ antimykotisch
Selensulfide	Verbindung als Schwefel und Selen	wirkt schuppenlösend und als Fungizid
Pirocton olamin	Ethanolaminsalz	wirkt fungizid und antibakteriell
Salicylsäure	Verwendung auch als Konservierungsstoff	wirkt antimikrobiell
Bifonazol	Antimykotikum	baut sich nur schwer in der Umwelt ab
Ketoconazol	Antimykotikum	nicht empfehlenswert während einer Schwangerschaft

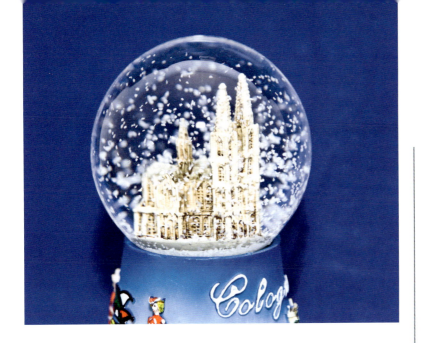

Schuppen sind kein regionales Problem.

Die häufigsten Gründe für Schuppen und effektive Behandlungsmöglichkeiten:

Schuppen, die Ablagerungen sind

Schuppen können fein wie Staub, meistens auf dem Oberkopf und mitunter nur in kleinen Feldern, aber auch an bestimmten Stellen der Kopfhaut auftreten, beispielsweise am Haaransatz an der Stirn oder am Hinterkopf. Sie sind in Wahrheit Ablagerungen von Haarpflegeprodukten. Normalerweise besteht kein Kopfhautjucken. Diese Art von Schuppen entstehen beispielsweise durch Silikone und Fruchtwachse in Shampoos. Ebenso durch Haar-Spülungen, die bis auf die Kopfhaut aufgetragen wurden, statt nur in die Haarspitzen – aber auch durch Acrylharze aus Stylingprodukten und Festigern. Solche Ablagerungen entstehen, wenn die Haare schnell und oberflächlich gewaschen werden, Shampooreste eventuell schlecht ausgespült werden und zusätzlich wieder ein Stylingprodukt aufgetragen wird. Diese „Schuppen" kommen auch am Haaransatz in Stirnnähe vor, da insbesondere dort Stylingprodukte verwendet werden. Am Hinterkopf sind diese Schuppen auch zu finden, weil dort meistens oberflächlich gewaschen wird. In den Ablagerungen sind nicht selten auch Hautzellen durch die natürliche Hautabschilferung enthalten. Diese wurden durch die genannten Produkte mit verklebt und beim Haarewaschen nicht mit abgetragen. Je häufiger Haare

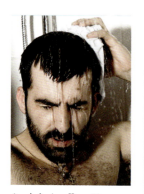

Auch bei vollem Haar können Schuppen manchmal Vorboten von Haarausfall sein.

und Kopfhaut nur oberflächlich gewaschen werden und sich noch dazu mit genannten „Klebstoffen" vermischen, umso mehr werden diese abgestorbenen Hautzellen in den Haaren und auf der Kopfhaut in Erscheinung treten. Oft klagen Betroffene über stumpfes Haar, geringes Volumen, schlechte Frisierbarkeit. Die Lösung suchen sie in dann noch mehr Stylingprodukten. Durch die Ablagerungen auf der Kopfhaut werden die einzelnen Haare oft beschwert, liegen schnell flach. Wirbel können extremer und deutlicher hervortreten. Das Haar wird aus diesem Grund fast jeden Tag gewaschen, jedoch nicht wirklich in der Tiefe gereinigt. Am ersten Tag wirkt es irgendwie frisch, jedoch im Untergrund, am Haarboden ist es immer noch verklebt.

Behandlungsmöglichkeiten: Das Kopfhautbürsten schafft Abhilfe bei Schuppen, die durch Ablagerungen verursacht sind. Die mechanische Reinigung wirkt wie ein Peeling auf der Kopfhaut. Der nächste Schritt wäre dann, wie vorher beschrieben, die entsprechende Ansatzwäsche mit einem neutralen Shampoo. Neutral aus dem Grund, damit Silikone & Co. keinen „Parkplatz" mehr vorfinden. Während Shampoos dem Haar ja Stoffe entziehen, lagern Spülungen und Haarkuren sich komplett an das Haar.

Sollten Sie es gewohnt sein, eine Haarspülung zu verwenden, dann geben Sie diese bitte NUR in die Haarspitzen und nicht mehr komplett auf das Haar und vor allem nicht auf die Kopfhaut. Normalerweise brauchen nur die Spitzen ein solches Produkt, denn auf der Kopfhaut sind die Haare selten angegriffen, es sei denn, es liegt eine komplette Blondierung der Haare zugrunde. Wenn Sie diese beiden Schritte ausführen, werden Sie schon nach kurzer Zeit feststellen, dass sich diese Schuppen in Form von Ablagerungen bald nicht mehr zeigen werden. Je nach Menge der Ablagerungen kann das wenige Tage, im schlimmsten Fall (durch Silikone und Fruchtwachse) bis zu acht Wochen dauern, bis die Kopfhaut wieder porentief rein ist und das Haar frei von jeglicher Ummantelung. Mittlerweile gibt es auch Shampoos auf dem Markt, die genau das Problem der über-

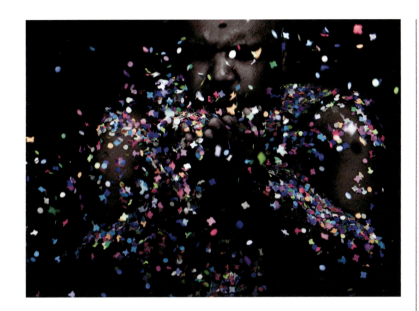

Der Effekt des Kopfhautbürstens: Die mechanische Reinigung wirkt wie ein Peeling auf der Kopfhaut.

pflegten Haare und deren Ablagerungen heraus waschen sollen. Diese Haarwaschmittel haben zwar überhaupt keine Zusatzstoffe mehr, was positiv klingt, jedoch aggressive Waschsubstanzen, die das Haar stumpf machen und auch die Kopfhaut austrocknen können. Das könnte dann wieder zu echten Schuppen führen.

Schuppenflechte
Grundsätzlich kann die Kopfhaut, wie auch die Körperhaut, eher trocken sein. Bilden sich dann aber beständig Schuppen, kann das auf eine Schuppenflechte hinweisen. Auch wenn die Schuppen sich nur auf dem Kopf zeigen und nicht am Körper. Diese Schuppen sind sehr trocken, rieseln durch Kratzen leicht ab und sehen silbrig aus.
Behandlungsmöglichkeiten: Auch hier ist das Kopfhautbürsten das erste Mittel der Wahl. Bei einer Schuppenflechte ist die betroffene Fläche einer schnelleren Hauterneuerung unterworfen. Durch das Bürsten der Kopfhaut helfen Sie, sich noch schneller von den abgestorbenen Hautresten zu befreien. Gehen Sie beim Bürsten zu Anfang bitte sehr vorsichtig vor, denn die Haut unter den Schuppen

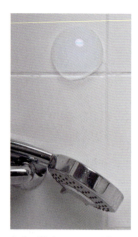

Gründliches Ausspülen des Shampoos ist ein Muss, um Schuppen und andere Kopfhautprobleme zu vermeiden.

ist meist sehr empfindlich. Je nach Schuppung und Empfindlichkeit können andernfalls nämlich Risse oder kleine Wunden auf der Kopfhaut entstehen.

Zum Schutz vor Verletzungen können Sie die Kopfhaut vor dem Bürsten mit kalt gepressten Ölen einreiben. Am besten mit Olivenöl, Nachtkerzenöl oder auch Weizenkeimöl. Olivenöl spendet Feuchtigkeit, Nachtkerzenöl wirkt den entzündlichen Prozessen der Haut entgegen. Weizenkeimöl hat einen sehr hohen Gehalt an Vitamin E, wirkt durchfeuchtend und gleichzeitig Haar stärkend. Sind die Schuppenfelder abgetragen, sieht die Haut darunter oft rosa aus. Wie eine junge Haut ohne Schutzschicht.

Schuppen mit Kopfhautjucken

Schuppenbildung in Verbindung mit Kopfhautjucken kann durch unterschiedliche Faktoren verursacht sein. Hier gilt es, Detektivarbeit zu leisten, um die Ursache dingfest zu machen. Mögliche Ursachen können folgende sein:

Allergische Reaktion auf Wasch- und Stylingprodukte

In Kombination mit Schwitzen kann man auf Ablagerungen von Produkten mit allergischem Juckreiz reagieren.

Haarpraxis-Tipp: Kopfhautbürsten mit Öl

Sollten Sie sich dafür entscheiden, vor dem Bürsten die Kopfhaut mit Öl einzureiben, lassen Sie das Öl circa 30 - 45 Minuten einwirken. Nicht länger, denn die Ölsäure kann, je nach Hautzustand und Verträglichkeit, danach kontraproduktiv wirken. Öle reagieren auf die Körperwärme und mit dem Luftsauerstoff fangen sie langsam an zu oxidieren. Das verträgt nicht jede Haut und Öl kann sogar einen austrocknenden, also gegenteiligen Effekt hervorrufen. Nach dieser Zeit dann vorsichtig und langsam abbürsten. Die Bürste muss anschließend gut gereinigt werden. Waschen Sie nun mit einem neutralen Shampoo das Öl und die verklebten Schuppen aus. Oder wenden Sie die marokkanische Tonerde an. Lassen diese aber mindestens 15 Minuten auf der Kopfhaut einziehen.

Behandlungsmöglichkeiten: Sprühen Sie Haarsprays grundsätzlich nicht zu nah auf den Haaransatz, die darin enthaltenen Alkohole trocknen die Kopfhaut aus und setzen die Poren mit Acrylharzen zu. Das Gleiche passiert durch Gele, sie setzen die Kopfhaut zu. Bei Haarwachs verklebt das Paraffin die Poren. Ob das Problem also an einer Kontaktallergie in Verbindung mit Schwitzen liegt, finden Sie am ehesten über einen Produktwechsel heraus. Zudem muss die Kopfhaut regelmäßig gut gereinigt werden. Das heißt, gründlich gewaschen und auch abgebürstet werden. Reiben Sie die Kopfhaut mit den Fingern gut ab, während Sie das Haarwaschmittel lange und akribisch ausspülen.

Eine andere Methode ist, die Kopfhaut mit einem stark verdünnten Salzwasser zu behandeln.

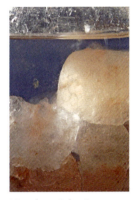

Himalaya-Salz eignet sich hervorragend für eine Behandlung der Kopfhaut bei Schuppen.

Schuppenbildung mit brennender, geröteter Kopfhaut

Bei dieser Symptomatik liegt der Verdacht nahe, dass die Kopfhaut übersäuert und bis in die Kapillargefäße verschlackt ist. In diesem Fall reagiert die Kopfhaut nämlich mit einer vermehrten Abschuppung, um sich von Säuren und Schlacken zu befreien. Schließlich ist die Kopfhaut wie auch die Körperhaut ein Entgiftungsorgan. Die Durchblutung ist auf der Kopfhaut jedoch gering, deshalb kann es hier zu Verschlackungen durch Übersäuerung kommen (s. Kapitel Haarausfall).

Behandlungsmöglichkeiten: Zum Haarewaschen nutzen Sie die nächsten zwei bis drei Wäschen ein basisches Seifenshampoo statt eines Produktes mit hautneutralem ph-Wert. Das basische Seifen-Shampoo hat einen höheren ph-Wert (circa 7,7 - 8) und unterstützt die Kopfhaut äußerlich beim Entsäuern. Das Seifenshampoo neutralisiert auch das Brennen. Es wirkt antibakteriell und trägt durch den höheren ph-Wert alte Verhornungen und Hautteilchen ab. Waschen Sie mit diesem Shampoo behutsam die Haare, damit es seine Wirkung entfalten kann. Prüfen Sie nach der dritten Anwendung wie sich Ihr Haar anfühlt. Wird es fester, fast stumpfer, sollten Sie die nächsten zwei bis drei Wäschen ein mildes Shampoo verwenden. Danach können Sie wieder zum Seifenshampoo greifen und in die-

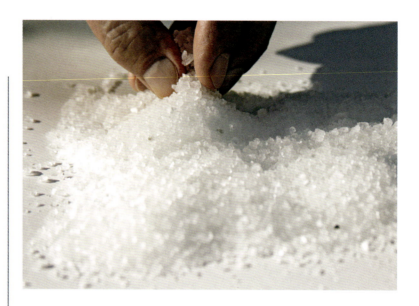

Salzbäder in der Badewanne oder Fußbäder unterstützen den Entsäuerungsprozess.

sem Rhythmus abwechseln, bis die Schuppen weg sind. Optimal ist das Prozedere für Männer mit kurzen Haaren. Längeres Haar kann sich nach einiger Zeit etwas rauer anfühlen. Chemisch gefärbte Haare dürfen mit einem Seifenshampoo nicht in Berührung kommen. Sie würden sich beim Haarewaschen völlig verknoten.

Eine andere Methode ist, die Kopfhaut mit einem stark verdünnten Salzwasser zu behandeln. Viele Menschen mit Schuppenproblemen sind am Meer nämlich frei davon. Grund dafür ist der basische Salzgehalt in Luft und Wasser. Kaufen Sie dafür Bruchstücke von Salz aus dem Himalaya. Legen Sie ein Stückchen davon in einen Liter warmes Wasser. Wenn es sich komplett aufgelöst hat, was einige Stunden dauern kann, rühren Sie das Salzwasser gut im Gefäß um, nehmen Sie davon circa 50 ml in eine Verdünnerflasche und verteilen die ganze Flüssigkeit nach dem Haarewaschen über der Kopfhaut, jedoch nicht auf die Haare. Lassen Sie das Salzwasser dort ruhen. Es beruhigt und neutralisiert die Kopfhaut. Unterstützend können Sie morgens einen Esslöffel von diesem Salzwasser in eine Tasse mit warmem Wasser geben und diesen Mix auf nüchternen Magen trinken. Es hilft, den Körper zu entsäuern und unterstützt die Ausscheidung von Stoffwechselresten. Außerdem liefert das leichte Salzwasser Mineralien.

AUSSEN | 35

Auch basische Salzbäder in der Badewanne unterstützen den Entsäuerungsprozess. Fußbäder sind ebenfalls sehr gut geeignet. Denn
wir entschlacken auch über die Füße (Schweißfüße!) und bieten dem
Körper so eine andere Möglichkeit zu entsäuern als den Weg über
die Kopfhaut. Auch Saunabesuche helfen dem Körper, Stoffwechsel-
reste auszuscheiden. Das Abrubbeln des Körpers mit Badebürsten
oder Kokosschwämmen tut ein Übriges. Je mehr Sie den Körper zur
Ausscheidung anregen, umso schneller normalisiert sich die Kopfhaut wieder.

Kopfhautpilz, wenn es juckt und juckt
Der Hefepilz (Microsporum Canis) nistet sich unter den Schuppenla-
gen ein, die nicht richtig abgetragen werden. Solch ein Kopfhautpilz
kann sogar dazu führen, dass die Haare abbrechen, bzw. ausfallen.
In den meisten Fällen fängt es mit einer ekzemartigen Hautveränderung an, welche in eine Schuppung auf geröteter Haut übergeht.
Pusteln, nässende Haut und Hautvereiterungen können sich ebenfalls zeigen.
Behandlungsmöglichkeiten: Als Behandlung wird hier zunächst
auf schulmedizinischem Wege ein antimykotisches Shampoo empfohlen. Dieses können Sie rezeptfrei in der Apotheke kaufen. Der
pilzabtötende Wirkstoff darin heißt Ketoconazole. Auch wenn die
Symptome wie Juckreiz und Schuppen durch das Anti-Pilz-Shampoo

Haarpraxis-Tipp: Ketoconazole-Shampoo

Vor allem Männer lassen ihre
Haare lieber an der Luft trocknen,
als sie zu föhnen. Manchmal kämmen sie ihr dichtes Haar nach
dem Waschen noch mit Gel oder
Wachs zurück und darunter befinden sich juckende Schuppen. Spe-
ziell am Hinterkopf ist die Kopfhaut dann oft für viele Stunden
noch sehr feucht und bildet dem
Kopfhautpilz so einen guten
Nährboden. Wenden Sie auch hier
das Ketoconazole-Shampoo an,
und föhnen sich zumindest nach
dem Haarewaschen die Kopfhaut
trocken. Genau wie beim Fußpilz
hat der Kopfhautpilz es schwerer,
sich auf einem trockenen Milieu
anzusiedeln, als in einem feuchten.

recht schnell verschwinden, ist es anzuraten, die Behandlung über einen längeren Zeitraum fortzuführen. Nach einer Behandlungspause von circa zwei Wochen sollte man anschließend mindestens noch zwei bis drei Mal die Kopfhaut mit dem Anti-Pilz-Shampoo waschen. Auch Haarbürste und Kamm sollten täglich mit dem medizinischen Shampoo gereinigt werden, damit sich dort keine Pilze festsetzen. Schwangere sollten den Wirkstoff Ketoconazol meiden. Bei innerlicher Einnahme wurde festgestellt, dass es dadurch zu Missbildungen kommen kann. Außerdem lagert sich der Stoff in der Muttermilch ab.

Ein Kopfhautpilz weist zudem oft auf einen Pilzbefall im Darm hin. Darum ist es ratsam, sich auch innerlich behandeln zu lassen. Vielleicht suchen Sie dazu einen erfahrenen Arzt oder Heilpraktiker auf. Achten Sie bei der Wahl des Therapeuten darauf, dass dieser seinen Behandlungsschwerpunkt im Bereich Darm-Entgiftung und -Sanierung hat. Denn diese Therapiemaßnahmen erfordern vom Fachmann ein komplexes Wissen. Manch durchgeführte Darm-Sanierung greift nicht sofort und braucht darum weitere Anläufe. Auch die eigene Mithilfe ist hier gefragt, denn manchmal ist es nötig, eine Ernährungsumstellung vorzunehmen – zumindest kurzfristig (siehe Kapitel Darmpilze).

Wichtig zu wissen:

Teershampoos sind nach heutigem Wissensstand nicht mehr zu empfehlen. Der darin enthaltene Wirkstoff Steinkohlenteer kann in Verbindung mit bestimmten Tensiden und anderen Inhaltsstoffen in die Kopfhaut und damit in den Organismus eindringen und Erbgut verändernd wirken. Im Beipackzettel solcher Produkte steht auch, dass es zu einer Wechselwirkung mit bestimmten Medikamenten kommen kann. Darum sind Teershampoos als Behandlungsoption nicht empfehlenswert.

Haarpraxis-Tipp: Teebaumöl

Die Natur bringt einige Kräuter und Pflanzen hervor, die in der begleitenden Behandlung von Kopfhautpilz gute Dienste leisten und frei von Nebenwirkungen sind.
Hierzu zählen Brennnessel, Wacholder, Rosmarin, Kamille, Lavendel, Birke, Weidenrinde, Teebaumöl und Schafgarbe. Biologische Shampoos beinhalten häufig diese natürlichen Wirkstoffe, ebenso auch Haarwässer. Pur angewandt können Waschungen mit Tees und Tinkturen dieser Naturstoffe sehr gut helfen. Sie wirken entzündungshemmend, antibakteriell, antimykotisch, beruhigend, Juckreiz stillend, ausgleichend, durchblutend und Haarwuchs fördernd.

Teebaumöl

Stark verdünntes Teebaumöl ist bei Kopfhautschuppen auf natürliche Weise sehr wirkungsvoll. Es hat antibakterielle und antimykotische Eigenschaften. Kopfhautwässer brauchen nicht unbedingt Alkohol, um sich zu entfalten. Destilliertes Wasser und das entsprechende ätherische Öl reichen hier vollkommen aus. Je nach Verträglichkeit geben Sie in ein geeignetes Verdünnerfläschchen ein bis drei Tropfen Teebaumöl auf circa 50 ml destilliertes Wasser. Schütteln Sie diese Mischung gut und lange, damit sich das Teebaumöl in sehr feine Tröpfchen „versprengt". Verteilen Sie diese gesamte Flüssigkeit auf der gewaschenen Kopfhaut, massieren sie ein und belassen sie dort. Es entsteht ein angenehm kühlender, leicht betäubender Effekt. Schon nach kurzer Zeit der Anwendung müsste sich eine klare Besserung einstellen. Übrigens: Fußpilz behandele ich mit Teebaumöl pur, nämlich direkt zwischen die Zehen einträufeln. Nach meiner Erfahrung ist er dann nach zwei Tagen schon weg.

Brennnesselblätter – frisch oder getrocknet

Ein anderes, einfaches und effektives Rezept gegen Kopfhautprobleme, insbesondere Probleme mit Schuppen, ist die Zubereitung eines Suds aus Brennnesselblättern. Wenn Sie keine frischen Brennnesselblätter zur Hand haben (Erntezeit Ende Juli), kaufen Sie getrocknete in der Apotheke, im Reformhaus oder Bioladen. Übergießen Sie etwa einen gehäuften Esslöffel mit einem Viertelliter kochendem Wasser, lassen das Ganze etwa 20 Minuten ziehen, anschließend abseihen und abkühlen lassen. Geben Sie diesen Sud am besten lauwarm auf Ihre Kopfhaut. Durch die in der Brennnessel enthaltene Kieselsäure (Silicium) wirkt dieser Sud auch stärkend auf die Haarwurzel. Aufpassen: Hellblonde oder blondierte Haare können durch die Behandlung mit Brennnessel-Sud einen Grünstich bekommen. Hier bitte nur den Sud mit Hilfe der Verdünnerflasche auf die Kopfhaut geben und die Haare aussparen.

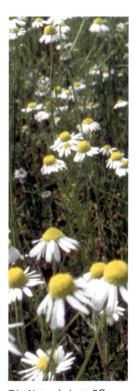

Die Natur bringt Pflanzen hervor, die in der begleitenden Behandlung von Kopfhautpilz gute Dienste leisten und frei von Nebenwirkungen sind. Beispielsweise die Kamille.

Wichtig zu wissen:

Kieselsäure wirkt Haar stärkend und aufbauend. Innerlich verabreicht baut sie Knochen, Zähne und Bindegewebe auf und unterstützt die Wundheilung. Welke Haut, brüchige Nägel und dünnes Haar erhalten durch Silicium regelrecht ein Gerüst und werden fest.

Sollten Sie Kieselerde in Kapsel- oder Pulverform einnehmen, lösen Sie dieses bitte immer in einem Glas warmem Wasser auf und verrühren es gut, bevor Sie diesen Mix trinken. Die Siliciumkristalle sind recht spitzer, grober Natur und müssen sich vor der Einnahme gut auflösen, sonst können sie sich in den Nieren ablagern und dort Nierensteine verursachen.

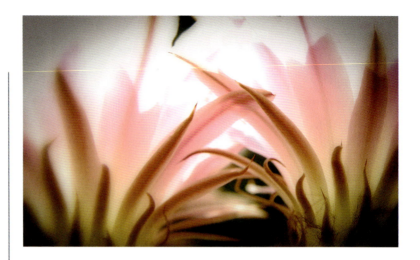

Spezial-Shampoos für strapazierte Haare

Anfang der 1990er Jahre wurde eine neue Shampoo-Generation modern: Es sollte beim Haarewaschen schneller gehen. Man konnte Zeit sparen, indem man keine zusätzliche Haarspülung mehr brauchte. Die war nämlich plötzlich schon im Shampoo mit drin. Man „wusch & ging" oder hatte gleich „zwei in einem". Doch mit dieser neuen Produkt-Generation kamen auch neue Haarprobleme auf die Verbraucher und auf die Friseure zu.

Bei den Verbrauchern mehrten sich Fälle von Allergien auf der Kopfhaut. Die Symptome reichten von heißer und geröteter Kopfhaut bis hin zu verklebten Schuppen. Und die Friseure hatten ihre liebe Not, die damals angesagten Dauerwellen zu legen. Die hielten nämlich plötzlich nicht mehr. Vielmehr fiel das Haar schlaff herab. Grund für diese unschönen Ergebnisse: Wir hatten die ersten Produkte mit Silikonen als Inhaltsstoffe.

Wenn Sie heute auf die Etiketten schauen, entdecken Sie schnell, dass ziemlich viele Haarprodukte, aber auch Cremes, Bodylotions und sogar Sonnenkosmetik Silikon enthalten. Silikon ist eine sehr billige Substanz mit schnell verschließenden Eigenschaften. Vor allem in Haarspitzenfluids kittet es die Enden zur Splissbekämpfung. In Shampoos gibt es nach dem Haarewaschen ein gutes Kämmgefühl ohne Ziepen und ohne zusätzliches Kurprodukt. Haarkuren sollen „schützend" wirken und die synthetischen Farbpigmente im Haar konservieren. Im ersten Moment nach dem Auftragen einer Bodylotion mit Silikon, fühlt sich die Haut unglaublich glatt an.

Antifaltencremes sind mittlerweile pure Silikoncremes geworden, weil sie die Faltentiefe ausgleichen und eine ebene Hautoberfläche herstellen können. Damit wären die kurzfristigen Effekte von Silikon beschrieben, die dem unaufgeklärten Verbraucher zunächst einmal nur positiv auffallen. Doch was ist mit den langfristigen Schäden durch Silikone?

Warum nicht gleich Fensterkitt nehmen?

Silikon in Hautcremes dichtet die Haut regelrecht ab, so dass die Poren verstopfen. Drückt man die Poren aus, kommen richtig kleine Pfropfen zu Tage. Langfristig kommt es zu Unterlagerungen in der Haut und damit zu dauerhaften Irritationen, denn die Haut kann diese synthetische Substanz nicht verstoffwechseln. Von silikonhaltigen Sonnencremes weiß man bereits, dass sie eine „Mallorca-Akne" provozieren. Logisch, denn die Haut schwitzt in der Sonne, kann aber Säure- und Schlackenüberschüsse nicht ausscheiden, weil sie komplett zugeschmiert ist. Der Schweißaustritt ist blockiert und dadurch kommt es zu entzündlichen Pusteln. Paraffin in Cremes und Sonnenkosmetik birgt die gleiche Problematik.

Bei Haaren ist der Verlauf ähnlich: Je mehr man mit silikonhaltigen Shampoos, Spülungen und Kuren das Haar behandelt, umso mehr wird es Schicht für Schicht „abgedichtet". Die Wirkung ist der von Fensterkitt ganz ähnlich. In der Folge trocknet das Haar langsam aber stetig von innen her aus, weil es ja keine Feuchtigkeit mehr aufnehmen kann. Dadurch verliert es an Spannung und wird vom Ansatz her schlaff und hängt einfach nur durch.

Ich habe auch beobachtet, dass welliges Haar immer glatter und starrer wurde, weil die Silikonschichten sich verhärteten. Das Haar wird richtig frisierunwillig. Die natürliche Welle verliert ihre Spann-

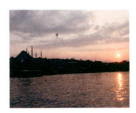

Silikon im Hamam

Eine Freundin von mir besuchte einmal einen Hamam in Istanbul. Dort wurde sie mit Seifen abgerieben und tüchtig massiert. Dabei kamen vor allem im Dekolletébereich richtige „Hautfetzen" runter. Die türkische Masseurin bemerkte daraufhin, dass sie sehr „dreckig" gewesen sei und nun sauber wie ein Baby und kniff sie bei diesen Worten in die Wange. Ich fragte meine Freundin, ob sie sich viel eincremt. Sie antwortete: „Ja, sicher, nach jedem Duschen." Ich erklärte ihr dann, dass es sich bei den Hautfetzen um Silikonablagerungen handelte.

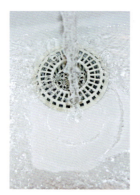

Und ich sage es gerne noch einmal: Pflegeprodukte immer sehr gut ausspülen.

kraft. Die Kopfhaut setzt sich nach und nach mit dieser Kunstschicht zu. Sie wirkt dann oft fettiger, auch schuppiger, was natürlich den Kreislauf eröffnet, jeden Tag Haare zu waschen, was jedes Mal eine neue Schicht über Haare und Kopfhaut „klebt".

Woran erkennen Sie, dass Silikon in einem Ihrer Produkte steckt?

Merken Sie sich Folgendes:
Sili – **KON** = DIMETHI – **CONE** oder = Methi – **CONE**
WASSERLÖSLICH: Trideceth-12, Dimethi**cone** Copolyo, Cetrimonium Chloride, Dimethi**cone** copolyol, Hydrolyzed Wheat Protein, Hydroxypropyl, Polysiloxane, Lauryl methicone copolyol
BEDINGT WASSERLÖSLICH: Amodimethi**cone**, Behenoxy Dimethi**cone**, Stearoxy Dimethi**cone**
NICHT WASSERLÖSLICH: Cetearyl methi**cone**, Cetyl Dimethi**cone**, Cyclomethi**cone**, Cyclopentasiloxane, Dimethi**cone**, Dimethiconol, Stearyl Dimethi**cone**, Trimethylsilylamodimethi**cone**

Aus meiner Praxis kann ich berichten, dass ein Wechsel auf ein silikonfreies Shampoo eine längere Umstellungsphase mit sich bringt, die zuweilen auch sehr frustrierend sein kann. Eine meiner Kundinnen hatte zwei Jahre lang ihr schulterlanges Haar mit einem bestimmten Silikonshampoo gewaschen. Sie klagte über schlaffe Haare (welche aber so künstlich glänzten, als wären es Puppenhaare) und fette Kopfhaut.

Mit der Umstellung auf ein biologisches Shampoo dauerte es rund zwei Monate, bis sie das Gefühl hatte, wieder „echtes" Haar auf dem Kopf zu haben und die Kopfhaut im Normalzustand war. Anfangs fühlte sich das gewaschene Haar spröde an und verknotete sehr schnell, denn die Silikonschichten „blätterten förmlich in Stücken" ab. Inzwischen wäscht diese Kundin nur noch etwa alle vier

| Rezepte gegen eine fettende Kopfhaut: | X | Kopfhautbürsten (siehe Kapitel Bürsten) | X | Henna neutral (siehe Kapitel Pflanzenfarben) |

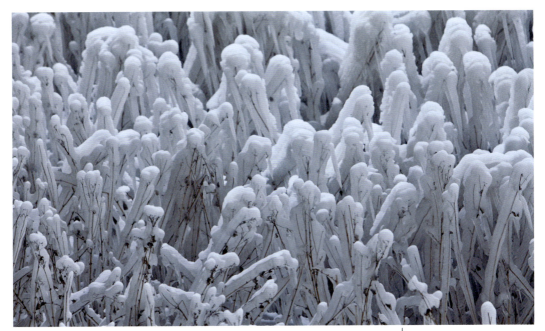

Silikon überzieht die Haare wie eine Eishaut Gras bei Frost.

Tage ihre Haare. Die leichte Naturwelle kam zurück, die Kopfhaut besitzt ein normales Milieu.

Heute, zwanzig Jahre nachdem die ersten Haarpflegemittel mit Silikon als Inhaltsstoff auf den Markt kamen, sind Silikone in vielen gängigen Haarshampoos und Hautpflegeprodukten zu finden. Im Gegenzug gibt es nun Tiefenreinigungsshampoos ohne Weichmacher und Silikone, welche die durch Silikone entstandenen Kunstschichten auf Haar und Kopfhaut abtragen sollen. Manche Hersteller solcher Produkte werben nun damit, dass sie diese Silikone nicht mehr im Shampoo haben. Bekannte große Firmen machen jetzt dazu auf „Natur", einfach durch Weglassen synthetischer Inhaltsstoffe. Eine große Erkenntnis!

X Brennnesselspülungen (siehe Kapitel Schuppen)

X Rosmarin-Haarwasser (gleiches Rezept wie zur Anwendung von Teebaumöl, siehe Kapitel Schuppen)

Wichtig zu wissen:

Im Sommer sind Kopfhautfette eher ölig und glänzend, im Winter eher wachsartig und stumpf. Das liegt daran, dass der Stoffwechsel im Winter verlangsamt ist und die ausgeschiedenen Hautfette werden konzentrierter. Außerdem lässt der Wechsel zwischen den Klimazonen, von der Kälte draußen in beheizte Räume, die Lipide im Wechsel erstarren und wieder weich werden.

Anti-Fett-Shampoos

Eine extrem fettende Kopfhaut ist einfach unschön. Bei einer Kundin, die ihre Haare morgens gewaschen hatte, waren diese am späten Nachmittag im Nacken bereits wieder fettig. Als Ursachen für eine übermäßig fettende Kopfhaut kommen vor allem Stress und Hormonschwankungen infrage, auch eine zu fette Ernährung, beziehungsweise zu viele gehärtete Fette und so genannte Transfette in der Nahrung. Diese sind vor allem in industriell produzierten Lebensmitteln enthalten. Solche künstlich veränderten Fette kann der Körper nämlich nur schwer verstoffwechseln. Die daraus resultierende Stoffwechselbelastung kann sich über eine stark fettende Kopfhaut bemerkbar machen.

Die Haare können die übermäßige Fettabsonderung dann nicht mehr aufnehmen, das Fett „steht" förmlich am Haaransatz. Die Haare wirken strähnig und erscheinen matt. Nun höre ich immer wieder, dass man so eine Kopfhaut vorsichtig behandeln muss, da sie sonst noch mehr dieser Lipide produziere. Ich sage Ihnen: „Das Gegenteil ist der Fall!" Die Kopfhaut braucht Unterstützung, damit sie sich von dem Fettstau befreien kann. Wie schon im Kapitel Kopfhautbürsten erwähnt, empfehle ich das Bürsten bei einer sehr trockenen Kopfhaut, um die Fettproduktion anzuregen. Bei einer sehr fetten Kopfhaut empfehle ich das Kopfhautbürsten, das Abtragen der Fette, damit die Kopfhaut sich beruhigen kann. Nur Mut! Bürsten Sie Ihre Kopfhaut jetzt erst recht: Jeden Tag, bis sich Ihre Talgdrüsen irgendwann erschöpfen. Bürsten Sie die Kopfhaut genau wie in dem vorherigen Kapitel schon beschrieben. Sicher kann es sein, dass Ihre Kopfhaut zu Beginn erst recht überfettet, aber nach einer individuellen Zeit von einigen Tagen bis hin zu einigen Wochen, verliert sich diese Überproduktion langsam. Waschen Sie Ihre Haarbürste dann nach jedem Bürsten mit Shampoo aus. Sie dürfen Ihre Haare gerne jeden Tag in dieser Phase waschen. Benutzen Sie die Verdünnerflasche, damit Sie den Haarboden problemlos erreichen.

AUSSEN | 43

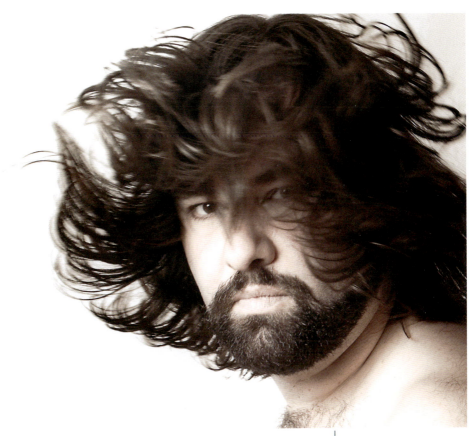

Im Kopfhautfett ist alles drin, was das Haar an Pflege braucht.

Verwenden Sie bitte nur ein neutrales Shampoo
Spezielle Pflegeshampoos mit Weichmachern und Silikonen sowie herkömmliche Anti-Fett-Shampoos sind tabu, denn deren Tenside sind in der Regel zu aggressiv. Sie regen die Talgdrüsen erst recht an, Fett zu produzieren, um die Kopfhaut zu schützen. Verzichten Sie auch auf jede Haarspülung oder -kur. Sollten sich Ihre Haarspitzen trocken anfühlen, verursacht durch beispielsweise vormals falsche Pflege, können Sie durch das regelmäßige und intensive Kopfhautbürsten Abhilfe schaffen. Denn, wie schon einmal gesagt: Im Kopfhautfett ist alles drin, was das Haar an Pflege braucht.

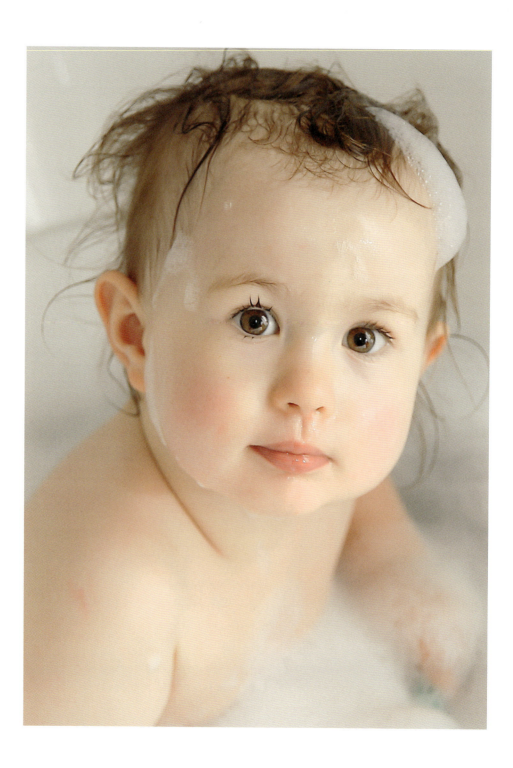

Kinder-Shampoos und Haarpflege bei Kindern

Grundsätzlich müssen die Haare von Kleinkindern in den ersten Jahren nicht mit Shampoo gewaschen werden. Ein Kind hat erst ab dem dritten Lebensjahr ausgebildete Schweißdrüsen, die Absonderungen sind jedoch in der Regel geruchlos.

Erst in der Pubertät entwickelt das Kind die so genannten apokrinen Schweißdrüsen. Auch die Bakterienstämme auf der Haut verändern sich in dieser Zeit, was meist mit unangenehmer Geruchsbildung einhergeht.

Bis zum dritten oder vierten Lebensjahr des Kindes ist es völlig ausreichend, nur die Kopfhaut zu bürsten und das Haar mit warmem Wasser auszuwaschen, so wird die sensible Kinderhaut nicht gereizt.

Sollte einmal eine gründliche Haarreinigung nötig sein, eignet sich Tonmineralerde (s. Kapitel Tonmineralerde) dazu sehr gut. Ihre Kinder werden es sicher auch lustig finden, im „Dreck" zu baden und zu matschen. Da Kinder meist gerne im Wasser planschen und verweilen, kann die Tonmineralerde ihre Waschkraft sehr gut entfalten.

Wichtig zu wissen:

Früher ging das Gerücht um, dass Kindershampoos Narkosemittel enthalten, damit es keine Tränen beim Haarewaschen gibt, wenn der Schaum in Berührung mit den Augen kommt. Bei meinen Recherchen zu diesem Buch konnte ich solcherlei Inhaltsstoffe nicht ausmachen. Einige Hersteller werben damit, dass ihre Kindershampoos keine Tränen beim Haarewaschen verursachen. Das ist möglich, weil diese Waschprodukte im ph-Wert leicht erhöht sind und zwar genauso wie der ph-Wert der Tränenflüssigkeit: Wasser hat etwa einen ph-Wert von 7, der von Tränenflüssigkeit liegt bei 7,35.

Haarspülungen und Haarkuren

Ich sag's ganz ehrlich: Ich stehe auf dem Kriegsfuß mit Haarspülungen und Haarkuren. Die gibt es bei mir nur „unter dem Ladentisch!" Und auch nur dann, wenn eine neue Kundin mit noch stark chemisch strapazierten Haaren ein solches Produkt braucht, bis ihre Haare wieder einigermaßen in Ordnung sind. NUR dann braucht sie diese Weichmacher. Denn wo chemisch verätztes, poröses Haar ist, da muss man leider mit solchen „Füllstoffen" arbeiten, um den Schaden irgendwie einzudämmen.

Alle anderen Kundinnen brauchen keine Haarkuren und genau aus dem Grund biete ich in meinem Geschäft keine an. Denn: Ein gesundes Haar ist fest, geschlossen, kämmbar und glänzt. Es ist nicht weich – nur flexibel!

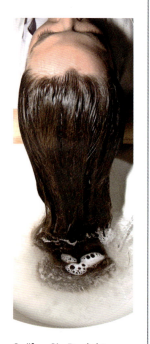

Spülen Sie Produkte immer so lange aus, bis das Wasser klar ist.

Darf es noch etwas weicher sein?

Haarkuren sind die konzentrierte Variante von Spülungen. Oder anders gesagt: Mit einer Spülung kaufen Sie mehr Wasser. Eigentlich könnten Sie auch eine Haarkur mit Wasser verdünnen, schon hätten sie die Spülung. Man sagt den Haarkur-Produkten auch nach, sie seien hochwertiger als eine Spülung, weil sie „Nährstoffe" hoch konzentriert enthalten. Das stimmt: In einer Haarkur ist heutzutage Silikon und Paraffin in besonders hoher Konzentration enthalten. Und dafür bezahlen Sie auch noch mehr Geld.

Meiner Erfahrung nach machen Haarspülungen und -kuren die Haare einfach nur butterweich. Die Inhaltsstoffe lagern sich ab und verbleiben eh nur bis zur nächsten Haarwäsche. Die Ablagerungen ziehen besonders gerne Staub aus der Umwelt an, was die Haare nach einigen Tagen stumpf aussehen lässt. Das Haar ist ummantelt mit den Emissionen der Umwelt. Wollten Sie das so?

Unterscheiden wir Haarspülungen und Haarkuren noch einmal anders:

Während ein Shampoo vornehmlich aus anionischen Tensiden besteht, die den Schmutz abstoßen, bestehen Pflegeprodukte wie Spülungen und Kuren aus kationischen Tensiden, welche sich anlagern.

Es wird eine positive Ladung im Haar erzeugt, die diese gleich kämmbar macht und die anderen Inhaltsstoffe an das Haar haftet. Und genau hier wird es kritisch: Zum einen, weil oftmals eine zu große Menge Spülung verwendet wird, wodurch das Haar zu weich wird. Zum anderen werden die Produkte meist auf das ganze Haar und auch auf die Kopfhaut aufgetragen. Anschließend ist das Haar vom Ansatz her aufgeweicht. Soll nun eine Frisur hinein, sind eine Menge Festiger und Spray beim Stylen und „hochhalten" der Haare nötig. Denn das Haar ist ja butterweich und es ist mal wieder „nichts damit anzufangen". Auch vermeintliche „Schuppen" können durch die Ablagerungen, wie etwa Silikone entstehen. Wer an dieser Stelle noch meint, nicht auf Weichmacher verzichten zu können, sollte diese dann aber nur in die untersten Spitzen geben. Denn dieser Teil der Haare ist am ältesten. Das Volumen Ihrer Frisur büßt dann nichts ein. Aber vielleicht ändern Sie Ihre Meinung auch, wenn Sie weiterlesen.

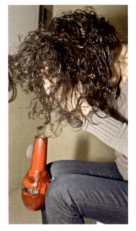

Jeder praktiziert so seine ganz eigene Föhntechnik. Der Weg ist hier das Ziel!

Wissen, was drin ist

Genau wie bei den gängigen Shampoos aus dem Drogeriemarkt beinhalten Spülungen und Kuren gesundheitlich ähnlich bedenkliche synthetische Stoffe. Es können darin so genannte LAS-Tenside versteckt sein, die hautreizend wirken und sich darüber hinaus nur schwer in der Natur abbauen. Umstrittene PEG-Derivate öffnen die Haut für weitere Schadstoffe.

Halorganische Komponenten, wie Formaldehyd und Formaldehyd abspaltende Verbindungen, dienen als Konservierungsstoffe. Künstliche Duftstoffe lagern sich im menschlichen Fettgewebe ab.

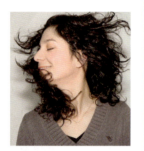

Haare, die schwingen, lachen.

Seit 1994 bin ich ein ökologischer Friseur. Immer wieder wurden mir ökologische Haarkurprodukte angeboten, immer wieder habe ich sie getestet, immer wieder dann doch verschenkt oder weggeworfen. Klingt ja alles toll: Jojoba- oder Weizenkeimöl, Rosenessenz, Weizenprotein oder Aloe Vera-Extrakt. Gebe ich beispielsweise eine solche Haarkur in das Haar, kann ich in den meisten Fällen keinen Effekt feststellen. Das Haar ist immer noch verknotet oder ich spüle das Produkt aus und die Haare sind strähnig, bis leicht fettig und brauchen länger beim Föhnen bis sie trocken sind. War das so von Ihnen gemeint? Ich denke nicht.

Wie löse ich das Problem strapazierter und verknoteter Haare?

Alle meine Kunden besitzen Haare, die fest, geschlossen, kämmbar und glänzend sind. Sie alle benutzen ein mildes Shampoo und besitzen eine Naturhaarbürste von mir. Mehr nicht!

Ich habe bereits erwähnt, das Sie Ihre Haarkur auf dem Kopf tragen. Nutzen Sie Ihren Säureschutzmantel und machen eine Haarkur mit der Wildschweinbürste. Bürsten Sie Ihre Haare vor jeder Wäsche, denn nur so beugen Sie dem Verknoten am Ende vor und lesen Sie im Kapitel über das Haarebürsten auch noch einmal über das Haareauskämmen im nassen Zustand. Auch hier empfehle ich die Bürste. Sind die Haare doch einmal etwas trockener, beispielsweise durch Heizungsluft im Winter, dann empfehle ich gerne ein Shampoo mit

Haarpraxis-Tipp: Essigspülung

Nach dem Haarewaschen können Sie einen Esslöffel Obstessig auf einen Liter warmes Wasser geben und das Haar damit durchspülen. Aber bitte nur ab und zu und nur in der angegebenen Konzentration. Eine Kundin von mir meinte, sich öfter mal was zu gönnen und übergoss die Haare nach jeder Wäsche mit einer konzentrierten Essigspülung, bis sich die Haare bald wie Glaswolle anfühlten. Der Schaden war leider irreparabel, und ich musste sie ein großes Stück abschneiden.

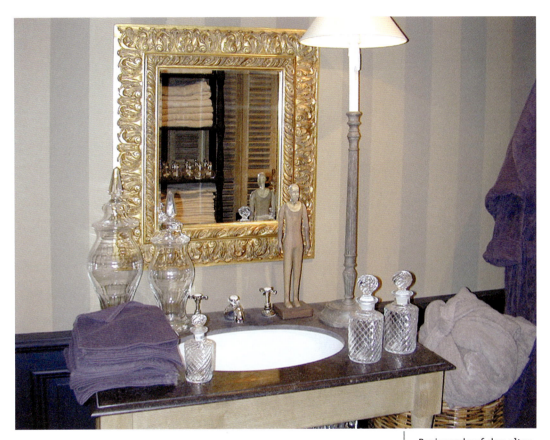

Ziegenmolkeextrakt aus unserer Serie. Ziegenmolke ist eine feine Säure, ähnlich dem Säureschutzmantel unserer Haut und durch das langsame Waschen mit dem Shampoo schließen sich die Haare wieder und glänzen schon nach kurzer Zeit der Anwendung.

Vinaigre de Toilette

Essig ist schon von alters her sehr wichtig für die Körperpflege, für die beständige Gesundheit, aber auch zur Konservierung von Nahrungsmitteln, zur Reinigung der Umgebung sowie zum Desinfizieren. Früher mussten die Frauen ihre langen Haare nach der Haarwäsche mit Essigwasser spülen und neutralisieren, denn man verwen-

Basierend auf den alten Rezepten aus dem 19. Jahrhundert steht mit Vinaigre de Toilette ein wirkungsvolles und völlig natürliches Haar- und Hautpflegemittel zur Verfügung.

Vinaigre de Toilette hat eine porentief reinigende, adstringierende, tonisierende und hautstraffende Wirkung.

dete Laugen (Kernseife) oder Laugen bildende Substanzen (Pflaumenasche).

Heutzutage werden zwar durchgängig Haut-pH-neutrale Shampoos und Duschgele verwendet, also eher saurer eingestellte Produkte, jedoch duschen viele Menschen täglich, so dass Haut und Haare bis zu acht Stunden brauchen, um ihren eigenen pH-Wert zu regenerieren. Hier kann ein mildes Essigwasser durch seine feine Säure Wunder wirken.

Basierend auf den alten Rezepten aus dem 19. Jahrhundert, steht mit Vinaigre de Toilette inzwischen ein Produkt zur Verfügung, welches exakt alle guten Eigenschaften des pflegenden Apfelessigs in sich ausgewogen vereint. Es ist reine Naturkosmetik, die außer biologisch gewonnenem Apfelessig sowie wertvollen ätherischen Ölen keinerlei Zusatzstoffe enthält. Außerdem wird der Essig darin im Verhältnis 1:10 bis 1:20 verdünnt.

Nach der Haarwäsche aufgesprüht, profitieren Haar und Kopfhaut von seiner abschließenden klärenden und tonisierenden Wirkung. Die Kopfhaut juckt nicht mehr, das Haar lässt sich leichter kämmen und fühlt sich sanft und weich an. Der enthaltene Essig glättet die Oberfläche der Haare und verleiht ihnen seidigen Glanz, Kalkreste aus dem Wasser werden neutralisiert.

Vinaigre de Toilette lässt sich übrigens auch auf trockenes Haar aufsprühen, erfrischt wunderbar und beugt unangenehmem Geruch der Kopfhaut vor. Aufgrund der enthaltenen natürlichen Säure hat Vinaigre der Toilette auch eine porentief reinigende, adstringierende, tonisierende und hautstraffende Wirkung. Es enthält nur einen sehr geringen Anteil an Alkohol und eignet sich deshalb auch sehr gut zur Gesichtspflege, vor allem bei trockener, spannender und juckender Haut.

Seit Neuestem habe ich neben Vinaigre de Toilette ein weiteres Haarpflegeprodukt im Geschäft, das ich sehr liebe.

AUSSEN | 51

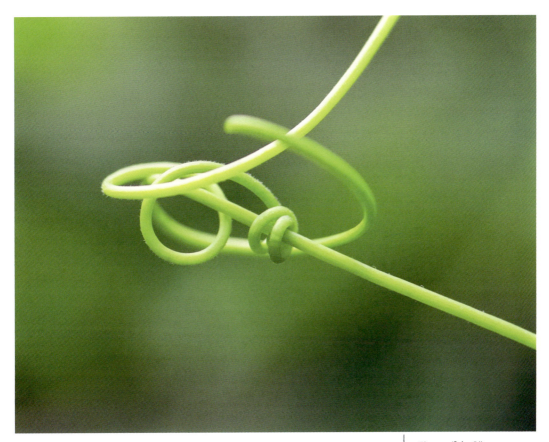

Kämmspray aus Buttermilch

Dieses Kammspray wird in das nasse, gewaschene Haar gesprüht. Ist das Haar in den Spitzen verknotet, werden Sie nach dem Aufsprühen merken, dass es sich beinahe wie von alleine löst und Sie mit der Bürste spielend hindurch gleiten.

Das Spray besteht zu einem großen Teil aus Buttermilch und ist dadurch wieder Ihrem Säureschutzmantel ähnlich. Nach dem Föhnen ist das damit behandelte Haar nicht schwer. Es fühlt sich ganz normal an und verhält sich auch so.

Eine milde Säure entwirrt und entspannt Haare oft zusehends. Sie lassen sich dann viel leichter kämmen und werden dadurch nicht schwer.

Wichtig zu wissen:

Tonmineralerde ist nicht mit Heilerde aus der Apotheke, die zur innerlichen und äußerlichen Anwendung geeignet ist, zu verwechseln. Heilerde ist ein völlig anderes Produkt, das auch nicht die Absorptionskraft der marokkanischen Tonmineralerde besitzt.

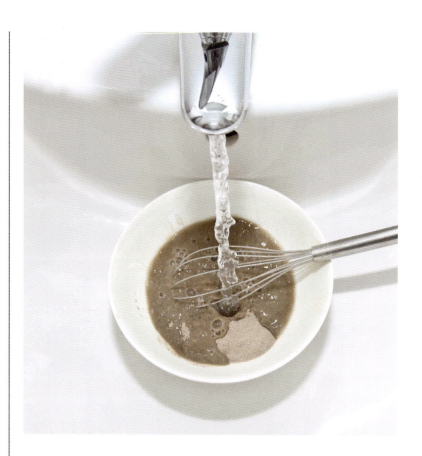

Die Tonmineralerde – ein Geschenk unserer Erde

Hier stelle ich Ihnen eine ganz besondere Reinigung vor: Tonmineralerde aus Marokko. Sie hat meiner Haut in meiner Allergie geplagten Zeit geholfen wieder einen Säureschutzmantel aufzubauen. Dadurch konnte sie sich regenerieren. Manche kennen sie unter Lavaerde, was aber nichts mit Lavagestein zu tun hat, sondern übersetzt nur Wascherde (lavare) meint. Andere kennen sie vielleicht unter dem Begriff Rhassoul oder Ghassoul. Aber auch das heißt übersetzt einfach nur Waschen. Tonmineralerde wird tief aus dem

Grund des nordafrikanischen Atlasgebirges abgebaut und dient dort schon seit Jahrhunderten zur reinigenden Wäsche von Haut und Haaren. Die königliche Familie Marokkos hat ihren eigenen Stollen zum Abbau der Erde. In der dortigen Bevölkerung ist es leider mittlerweile zum ‚Shampoo der Armen' geworden. Wer sich kein Shampoo mit Tensiden und Düften leisten kann, kauft auf dem Basar die Tonerde als sonnengetrocknete Platten, hämmert sich zu Hause ein Stück ab und löst es zum Haarewaschen in Wasser auf. Vielleicht trotzdem die bessere Alternative zum schäumenden Shampoo. Vielleicht klingt es für manche etwas komisch, sich nur mit Erde zu waschen, denn schließlich ist „das doch auch Dreck". Meine Haut hat die Tonmineralerde wunderbar gesunden lassen. Etwa ein dreiviertel Jahr habe ich nur die Erde verwendet und auf Seife und Shampoo völlig verzichtet. Sie können sich sicher gut vorstellen, wie manche unter der Dusche der Sauna oder des Sportstudios geschaut haben, als eine „dunkle Brühe" an mir herunter lief.

Kann jeder Mineralerde benutzen?

Grundsätzlich ja! Jeder kann mit der Erde die Haare und auch den Körper waschen. Das Besondere der Wascherde ist ihre hohe Absorptionskraft. Sie saugt Fett und Staub wie ein Löschblatt auf, ohne den natürlichen Säureschutzmantel der Haut zu stören. Bei Verwendung eines Shampoos braucht die Haut nach dem Waschen bis zu acht Stunden, diesen Säureschutzmantel wieder aufzubauen! So bewahrt die Wascherde die natürliche Schutzfunktion der Haut:
- Talgdrüsen beruhigen sich allmählich, so dass man mit der Zeit weniger oft Haare waschen muss.
- Schuppen werden durch die Körnigkeit der Erde entfernt, ähnlich wie bei einem Peeling. Die Kopfhaut wird damit porentief gereinigt.
- Die Partikel der Erde lagern sich mikrofein am Haarschaft an, was den Effekt erzielt, dass sich die Haare wie mit einem Festiger aufstellen und ein natürliches Volumen bilden. Dadurch werden auch überschüssige Fette an den folgenden Tagen des nicht Waschens

Wichtig zu wissen:

Manche meiner Kunden kamen irgendwann auf die Idee, sich Tonerdemasse auf Vorrat anzurühren. Machen Sie das bitte nicht! Denn wenn die Erde mit Leitungswasser mehrere Tage steht, kann sie verkeimen. Dann holen Sie sich ungewollt Bakterien auf den Kopf. Die Erde also stets frisch zum sofortigen Gebrauch anrühren.

Wichtig zu wissen:

Wenn Sie chemisch gefärbte Haare, Strähnen oder Dauerwellen haben, sollten Sie auf Tonmineralerde verzichten. Denn die Erde lagert ihre mikrofeinen Partikel am Haarschaft ab und dann werden chemisch beeinflusste Haare knallhart. Das Durchkämmen wird zur Tortur. Bei Pflanzenfarben kann es passieren, dass die Partikel der Erde die Pigmente abreibt und die Farbe daher nicht von langer Lebensdauer ist.

von der Kopfhaut aufgesaugt. Trotzdem fühlt sich das Haar geschmeidig an. Die Stärkung des Volumens kommt natürlich besonders feinen Haaren zugute.

- Als Gesichtsmaske verwendet reinigt die Wascherde bei Hautunreinheiten. Als Körper-Peeling befreit sie von abgestorbenen Hautzellen. Das macht die Erde insbesondere für Betroffene von Schuppenflechte interessant. Denn die Wascherde bewirkt überhaupt keine Reizung für deren Haut. Die silbrigen Schuppenteile werden sanft abgetragen, so dass die darunter liegende junge, empfindliche und rosafarbene Haut sich verdicken und damit stabilisieren kann.

- Durch Anreicherung der Mineralien werden Entzündungen bei Neurodermitis gelindert. Wer es verträgt, kann die Erde in diesem Fall auch mit Nachtkerzenöl vermischen und die Masse dann als Packung auftragen, ohne diese allerdings in die Haut einzureiben. Um möglichen Hautreaktionen vorzubeugen, wenden Sie die Wascherde zunächst einmal pur, also nur mit Wasser gemischt an. Bei guter Verträglichkeit tasten Sie sich langsam an die oben genannte Mischung heran, testen deren Verträglichkeit zunächst an kleinen Hautarealen.

- Für Kinder wird die Wascherde zum Badespaß, denn sie dürfen in „Dreck" baden und werden trotzdem sauber. Die Wascherde verursacht kein Brennen in den Augen. Darüber hinaus bewahrt sie den Säureschutzmantel der jungen Haut.

So machen Sie es ganz richtig:

Geben Sie zwei Esslöffel in einen Liter warmes Wasser. Sollten Sie einen Duft dazu mögen, wären zwei bis drei Tropfen eines ätherischen Öls erlaubt. Verrühren Sie das Ganze kräftig mit einem Schneebesen und gießen den Inhalt schubweise über die nassen Haare, direkt auf die Kopfhaut. Genau wie beim Shampoo muss die Wascherde auf die Kopfhaut gelangen, um nur dort einzuwirken. Da die Erde sich immer wieder absetzt, rühren Sie mit dem Schneebesen wieder nach und gießen erneut – will sagen: eher mit dem „Dreckwasser" waschen, statt eine Paste auftragen. Das partikelhaltige Wasser hat genug Reinigungskraft, dringt durch die Haare bis zur Kopfhaut durch und entfaltet dort seine Wirkung. Belassen Sie diese Mischung 10 bis 15 Minuten auf dem Kopf. Sie müssen nicht unbedingt massieren, die Erde wirkt auch so. Außer, Sie haben starke Schuppen, dann nutzen Sie den Peelingeffekt der Erde. Stehen Sie dabei in der Dusche, reiben Sie den Rest des Wassers über den Körper. Nach der Einwirkzeit nutzen Sie den Duschstrahl und waschen nun in Schüben die Erde wieder aus. Dabei die Kopfhaut gut abreiben, bis keine Partikel mehr spürbar sind. Je feiner die Tonerde gemahlen ist, desto besser ist sie anzuwenden, denn beim Anrühren wird sie eher gelartig, statt bröselig. Es gibt mittlerweile schon fertig angerührte Pasten, mit ätherischen Ölen, meistens mit Teebaum- und Lavendelöl, versetzt. Diese sind bei Kopfhautjucken sehr zu empfehlen, da beide Öle zusammen antibakteriell und antimykotisch wirken. Jedoch können Sie auch Geld sparen und sich solch eine Mischung mit dem reinen Erdenpulver und den entsprechenden Ölen selber zusammen mischen. Die Tuben sind geeignet für eilige Menschen, kurze Haare und sie werden sehr gerne auf Reisen oder zur Sauna als fertiges Produkt mitgenommen.

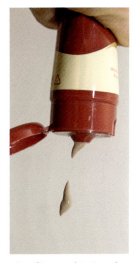

Für Eilige und Reisende gibt es die Tonmineralerde auch als fertig angerührte Waschcreme in der Tube.

Haarpraxis-Tipp: So wenden Sie die Erde an

Die Erde darf nicht zu dick und pastös angerührt und auf die Kopfhaut gegeben werden. Auch ist es kein „Shampoo" für „mal eben in fünf Minuten zwischendurch" zum Haarewaschen. Denn die Erde muss mindestens 10 bis 15 Minuten auf der Kopfhaut einwirken, sonst entfaltet sie ihre Löschblattfunktion nicht. Ich würde – wie manchmal empfohlen – keine Öle zusätzlich dazu mischen, außer Sie haben eine sehr trockene Haut, beziehungsweise Kopfhaut.
Ist die Erde mit Ölen vermischt, bringt das für die Haare nicht das beste Ergebnis.

Sie können danach schwer, manchmal sogar stumpf wirken, da sich die Partikel und das Öl zusammen anreichern. Erstaunlich ist, dass die ökologisch arbeitenden Firmen, die so eine Tonmineralerde anbieten, meist eine falsche Anwendung beschreiben.

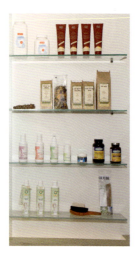

Mit natürlichen Produkten Frisuren Form geben.

Stylingprodukte

Natürlich wird auch bei einem ökologischen Friseur gestylt und ich verwende selbstverständlich entsprechende Produkte. Denn sonst wäre es ja auch langweilig auf dem Kopf. Doch gegen Acryl, Paraffin und Silikon auf dem Kopf ist sehr viel einzuwenden. Mittlerweile sind die meisten Gele, Wachse und Spitzenfluids stark mit diesen Kunststoffen durchsetzt. Stylingprodukte sollen im Haar bleiben, um den Frisuren Halt sowie Glanz zu geben. Aber klar ist, je stärker der Halt sein soll, desto mehr Kunstharze sind enthalten. Je lockiger die Haare werden sollen, umso mehr Silikon braucht man für den gewünschten Effekt. Mit jedem Stylen bauen Sie mehr und mehr Kunststoffschichten um den Haarschaft, bis das Haar förmlich verklebt und die Kopfhautporen erstickt sind. Haben Sie chemisch behandelte Haare, können Ihre Haare noch struppiger werden, denn dann setzen sich diese Lacke zwischen die aufgerissenen Schuppenschichten. Das führt dann dazu, dass Sie mehr Haarkuren (mit Silikon und Paraffin) anwenden, weil das Haar verknotet ist. Ist das Haar danach zu weich, benutzen Sie mehr Festiger für den nötigen Halt. Wenn dann die vielen künstlichen Schichten irgendwann auch noch ausflocken, denken Sie, dass Sie Kopfschuppen haben. Und schon bewegen Sie sich im Hamsterrad der Kosmetikindustrie.

Es gibt zum Glück Alternativen

Was also tun? Soll man auf Stylingprodukte im Ökofriseursalon verzichten? Nein, denn man kann auch mit natürlichen Produkten Frisuren Form geben. Wichtig bei ökologischen Haarwachsen, Gelen, Festigern und Sprays ist, dass sie sich leicht entfernen lassen. Am besten schon beim Bürsten der Haare und gleich mit der anschließenden Haarwäsche. Ich benutze zum Beispiel ein Haargel mit Bier und Zucker für den Halt der Haare. Der Saft der Aloe Vera ist für die Feuchtigkeit zuständig und Ziegenmolke für den Glanz. Ein solches

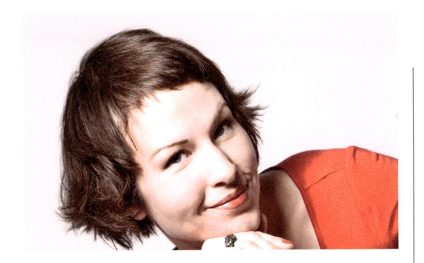

Ökologische Haarwachse, Gele, Festiger und Sprays stylen und pflegen das Haar und lassen sich wieder leicht entfernen.

Gel ist also rundum pflegend für die Haare und theoretisch sogar essbar. Mein Haarwachs besteht aus den pflegenden Ölen der Macadamia-Nuss, der Sonnenblume und Jojoba. Festigkeit erhält das Haar durch reines Bienenwachs und Gerstenmalz. Bier und Vitamin E pflegen das Haar. Die erwähnten Öle lassen sich mit jeder Haarwäsche sofort auswaschen, während sich Paraffin manchmal selbst nach der dritten Wäsche immer noch nicht aus dem Haar herauswäscht!

Ein ökologisches Haarspray kann seinen Halt etwa aus Zucker und Schellack beziehen, dies ist ein Naturstoff der Schellacklaus. Wussten Sie das? Ich benutze es jeden Tag in meinem Geschäft. Spitzenfluids bestehen mittlerweile oft fast zu 90 Prozent aus Silikonölen. Diese Schichten umschließen dann das Haar wie einen Tresor und nach längerer Anwendung wird es immer schwerer zu frisieren, weil es steif wird und von innen her austrocknet. Um die Haarspitzen mit einem zusätzlichen Produkt wirklich zu pflegen, ohne es auszuspülen, verwende ich eine ökologische Variante. Dies ist eine Mischung, welche Ihrem Säureschutzmantel und dem natürlichem Haartalg nachempfunden wurde. Diese Haarspitzencreme enthält Ziegenmilch sowie Mandarinenessenz (beides sind Säuren) sowie natürliche Öle aus der Macadamia-Nuss und der Sonnenblume (Fett). Nur so können sich Ihre Haare wieder regenerieren und sehen dabei noch toll gestylt aus.

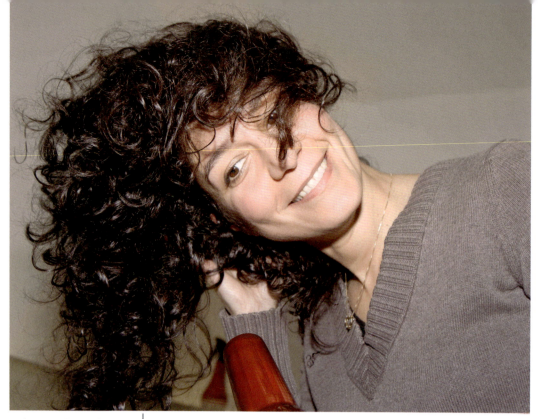

Styling macht Spaß.

Ein gesundes Haar ist fest, geschlossen, kämmbar und glänzt.

Föhnen oder nicht föhnen?

Ja, Sie dürfen Ihre Haare föhnen. Ja, Sie dürfen auch einen Lockenstab verwenden. Ja, auch das Glätteisen. Heißwickler? Gleichfalls genehmigt. Sie dürfen alles mit Ihren Haaren tun, wäre ja auch langweilig, wenn nicht. Doch seien Sie sich bewusst: Je öfter Sie den Haaren Hitze zuführen, umso mehr entziehen Sie ihnen Feuchtigkeit. Diese benötigt das Haar aber, um flexibel zu bleiben. Ein ausgetrocknetes Haar wirkt schnell starr und ist bruchanfälliger und im Winter elektrisiert trockenes Haar sofort.

Haarpraxis-Tipp: Haare trocknen

Nach dem Haarewaschen sollten Sie Haar und Kopfhaut erst einmal mit dem Handtuch antrocknen. Dann brauchen Sie es danach nicht zu lange der Hitze des Föhns auszusetzen. Dabei aber bitte die Haare nicht mit dem Handtuch wild frottieren, sondern einfach im Handtuch ausdrücken.

Hast du Töne? Ja, die Pflanzenfarben!

Pflanzenfarbe ist eine physikalische Farbe und mit dem Wirkprinzip der chemischen Farbe nicht zu vergleichen. Ich wurde 1988 zum ersten Mal auf Pflanzenfarbe als Alternative in der Haarfärbung aufmerksam. Zu dieser Zeit haben Friseure eigentlich noch nicht daran gedacht, Haare auf natürlicher Grundlage zu färben. Gerade die 1980-er Jahre waren das innovative Jahrzehnt der chemischen Haarveränderungen durch die Friseure. Die Kraft der Haare und die Brillanz, die Pflanzenfarbe bewirkt, sprachen sofort zu mir! Allerdings scheint das Färben der Haare mit Pflanzenfarbe doch eher eine Frauendomäne zu sein. Denn seit dieser Zeit sind mir vielleicht nur etwa sechs bis sieben Männer unter die Hände gekommen, welche sich Pflanzenfarbe wünschten. Aber auch für die männlichen Leser unter Ihnen liste ich nun einige Informationen zum Färben mit Pflanzenfarben auf.

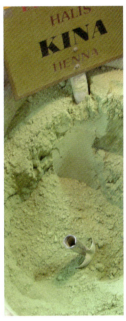

Die bekannteste Pflanzenfarbe ist Henna, hier auf einem türkischen Basar.

Unterschiede zwischen synthetischer und pflanzlicher Farbe

Während synthetische Haarfarbe den Farbton der Haare radikal verändert, kann Pflanzenhaarfarbe immer nur auf der Basis der vorhandenen Haarfarbe einen Farbton erzeugen. Man kann damit nicht heller färben wie bei einer Blondierung und auch nicht wirklich dunkler. Eine synthetische Haarfarbe öffnet durch die Alkalisierungsmittel die Schuppenschichten der Haare (leider auch die oberste Schicht der Kopfhaut). Die synthetischen Pigmente dringen ein und durch das Oxidationsmittel Wasserstoffperoxid wird das Haar von innen vollständig modifiziert.

Bei Blondierungen werden dadurch alle vorhandenen Pigmente zerstört. Bei häufigen Färbungen oder Blondierungen kann es so zu einer dauerhaften Schädigung der Schuppenschichten und des

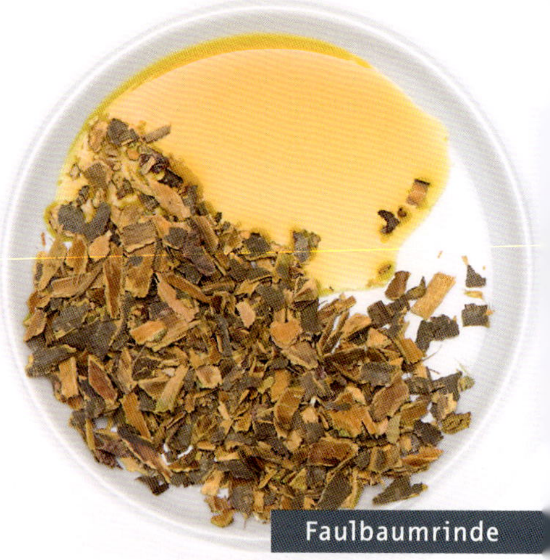

60 | Die HaarSprechStunde

Faulbaumrinde

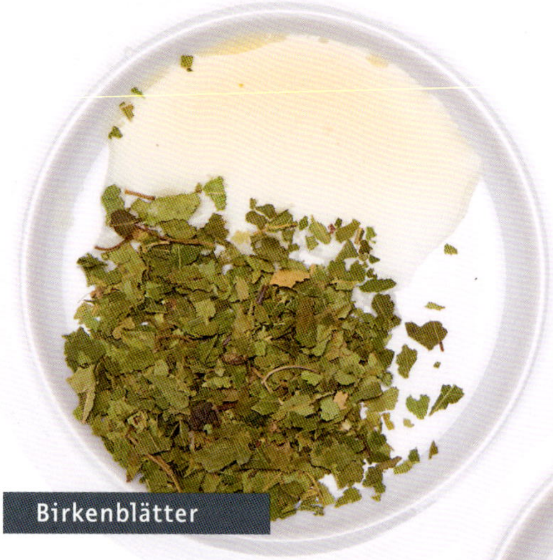

Birkenblätter

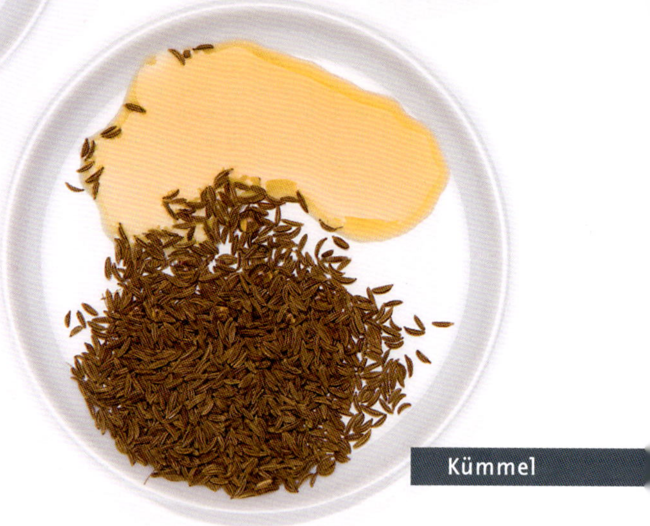

Kümmel

Farbpalette der Pflanzenfarben

Die verschiedenen Farben von Henna hängen von der Ernte des Hennastrauchs ab. Das Pulver des noch jungen, getrockneten und gemahlenen
Hennastrauchs, färbt die Haare flammend rot. Der alte Hennastrauch
besitzt dagegen so gut wie keine färbenden Anteile mehr, dafür aber noch
die ganzen pflegenden Eigenschaften.
Neben Henna gibt es noch andere Pflanzen, die mehr oder weniger stark
färbende Substanzen besitzen wie: Cassia, Indigo, Rot-Sandelholz,
Walnussschalen, Zwiebelschalen, Kurkuma, Blauholz, Krappwurz, Salbei ,

AUSSEN | 61

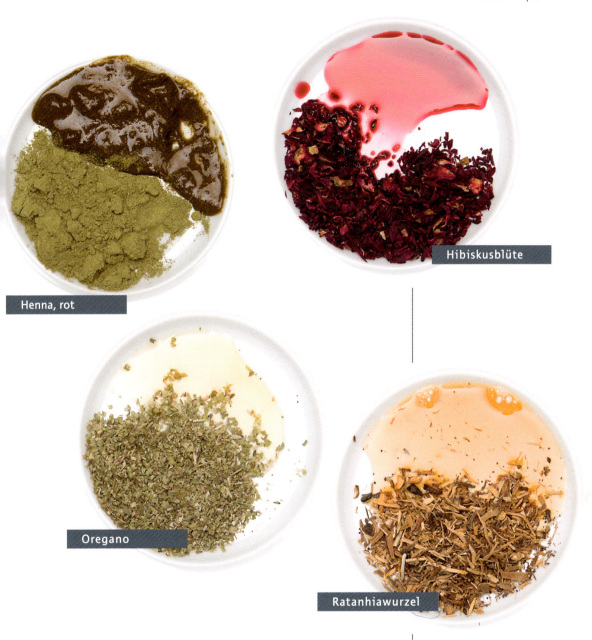

Henna, rot
Hibiskusblüte
Oregano
Ratanhiawurzel

Oregano, Hibiskus, Holunderbeeren, Kaffee, römische Kamille, Rote Bete, Schwarzer Tee, Malvenblätter, Birkenblätter, Kümmel, Catechu, Faulbaumrinde, Sennesblätter, Färberwaid, Weizenauszüge, Ratanhiawurzel.
Diese Pflanzen können je nach Zielhaarfarbe zu verschiedenen Mischungen zusammengefügt werden. Manche Farbpigmente sind erst in der Synergie mit anderen Pflanzen als Färbung wirklich nutzbar, weil manche Pigmente alleine nicht stabil am Haar anzulagern wären.

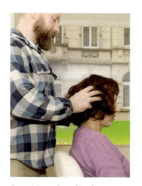

Das Haar ist direkt nach der Färbung mit Pflanzenfarbe spürbar fester.

gesamten Haares kommen. Es wird porös und kann keine Feuchtigkeit mehr halten. Zurück bleibt im schlimmsten Fall ein leeres, ausgehöhltes Haar, ähnlich einem Schwamm. Legen Sie einen Schwamm ins Wasser, quillt er auf und hält das Wasser durch seine löchrigen Kammern fest. Blondiertes Haar trocken zu föhnen, dauert deshalb viel länger als bei gesundem unbehandeltem Haar. Drücken Sie diesen Schwamm aus und hat er das ganze Wasser verloren, ist er fast vollständig trocken. Er kann kein Wasser speichern. Nun verstehen Sie, warum blondiertes Haar sich so ausgetrocknet anfühlt. Es kann keine Feuchtigkeit speichern, sondern verhält sich wie ein poröser Schwamm.

Pflanzenfarbe stützt das Haar

Ganz anders reagieren Haare, die mit Pflanzenfarbe behandelt sind: Die Pigmente der Pflanzenfarbe dringen nicht ins Haar ein, sondern setzen sich an und um die Schuppenschichten des Haares. Sie legen quasi eine Schicht um das einzelne Haar, ähnlich wie ein Stützkorsett. Dadurch ist das Haar direkt nach der Färbung spürbar fester. Es fühlt sich dann etwas dicker an.

Die Gerbsäure der Pflanzenbestandteile schließt und stärkt das Haar. Es besitzt in den ersten drei Wochen nach der Färbung viel Volumen. Auch die Talgdrüsen einer fetten Kopfhaut beruhigen sich für die nächsten zwei Wochen nach der Färbung, weil die Gerbsäure hier schließend und lindernd einwirkt.

Wenn Sie mit dem Ergebnis der ersten Pflanzenfärbung zufrieden sind, beispielsweise das graue Haar weniger sichtbar ist, dann wiederholen Sie unbedingt die zweite Färbung nach spätestens drei Wochen. Wird nämlich in dieser Zeitspanne die zweite Schicht um die erste gelegt, hält die Haarfarbe noch länger. Nach dieser Kompaktfärbung brauchen Sie dann erst wieder nach Ihrem persönlichen Rhythmus zur Farbe zu greifen. Mit jeder Pflanzenfärbung addieren sich diese Schichten und mit der Zeit kann das Haar sich dann bis zu einem Drittel dicker anfühlen. Das ist vor allem bei sehr feinem und schlaffem Haar interessant. Pflanzenfarbe im Haar verliert sich langsamer.

Wenn Sie circa zwei- bis dreimal in der Woche Ihre Haare waschen, hält die Haarfarbe etwa acht Wochen. Sie wird mit der Zeit blasser, das Haar bleibt gepflegt und die heraus gewachsenen Ansätze gehen nahtlos in die bestehende Farbe über, was Sie glücklicherweise vom Zwang befreit, rasch nachzufärben. Darüber hinaus entstehen auch keine harten, schnurgeraden Ansätze wie bei einer chemischen Haarfarbe. Denn im Unterschied zu einer synthetischen Schaumtönung mit eher glatten Pigmenten hat die Naturfarbe grobe. Glatte Pigmente waschen sich viel schneller ab, während die groben besser am Haar anhaften.

Durch Oxidationsfarbe poröse Haare müssen auf die Färbung mit Pflanzenfarbe vorbereitet werden

Wenn Sie noch poröse Haare durch eine Oxidationsfarbe haben, sollten Sie das Haar auf die Umstellung zur Pflanzenfarbe zunächst vorbereiten. Denn die Schuppenschicht der Haare ist – wie schon erwähnt – beispielsweise durch eine Blondierung stark geschädigt und löchrig. Die groben Pigmente der Naturfarbe setzen sich dann in diese Löcher hinein und machen das Haar noch härter und schwer kämmbar. In dem Fall sollten Sie so lange mit der Pflanzenfärbung warten, bis sich Ihr Haar über mehrere Wochen durch das Haarebürsten geschlossen hat. Bestenfalls benutzen Sie auch schon natürliche Haarpflegeprodukte. Als schließender Inhaltsstoff hat sich etwa Ziegenmolke im Shampoo bewährt. Diese milde Säure schließt das Haar, so dass es wieder Feuchtigkeit aufnehmen kann.

Da Pflanzenfarbe nicht heller oder viel dunkler färben kann, entsteht keine kompakte Einheitsfarbe. Eine Pflanzenfärbung ist am ehesten mit Wasserfarben zu vergleichen, die sich transparent auf das Blatt legen. Die Pflanzenfarbe respektiert hellere Konturenhaare, Strähnen und graue Haare. Das bedeutet, je heller Ihr Haar ist, desto heller bleibt die Pflanzenfarbe. Nimmt man einen blonden Ton,

Färben mit Pflanzenfarben

Ich erinnere mich noch an unsere ersten Fortbildungsseminare für Friseure zum Thema Färben mit Pflanzenfarbe im Haargesundheits-Zentrum. Die meisten Teilnehmer mussten für die Ergebnisse durch Pflanzenfarben erst einmal sensibilisiert werden. Das heißt, sie mussten lernen, kleinste Farbnuancen im Haar der Kundin wahrzunehmen und nicht alle bei der Vordiagnose als „aschblond" zu kategorisieren. Für manche war diese Umstellung sehr schwer, aber wurde zum „Aha"-Erlebnis, wenn es dann gelang.

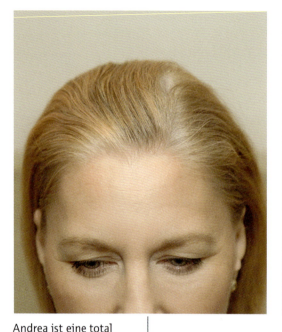 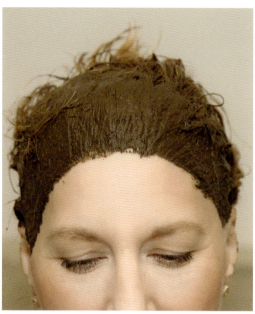

Andrea ist eine total zufriedene Pflanzenfarbkundin. Sie kann sich gar nicht mehr vorstellen, dass sie einmal, wie die meisten Frauen, komplett chemisch blond gefärbt war. Hier sieht man gut ihre grauen Ansätze vor der Färbung. Selbst der warme Pflanzenbrei ist für sie ein Wohlgefühl auf der Kopfhaut, im Gegensatz zur früheren kalten Chemie.

bleibt dieser auf weißem Haar hellblond, haben Sie im Nacken eine dunkle Eigenfarbe, dann wird das Blond dort auch dunkler bleiben und eher einen warmen Glanz erzeugen. Das Gleiche gilt für die Braun- und Rot-Töne. Wenn ich denselben Braun-Ton auf verschiedene Köpfe gebe, erhält jede Kundin ihren individuellen Haar-Ton.

Die Arbeit mit Pflanzenfarben ist für Friseure eine Herausforderung

Sie fragen sich vielleicht, warum sich viele Friseure so schwer tun, Pflanzenfarben zu verwenden? Ich verrate es Ihnen: In den Anfängen der 1990-er Jahre hatte ein großer Kosmetik- und Friseurprodukte-Hersteller eine Palette mit reiner Pflanzenfarbe auf den Markt „geworfen". Nach den hyper-chemischen 1980-er Jahren schien die Zeit nun reif für gesunde Alternativen. Diese Firma hatte leider nicht bedacht, dass Pflanzenfärbungen sehr viel Berufserfahrung voraussetzen. Denn jedes Haar ist anders beschaffen und eigenfarbig.

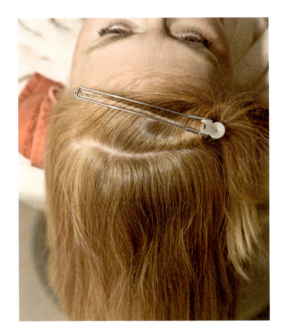 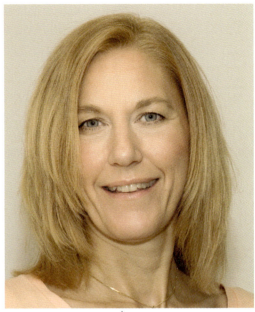

Zudem gab es keine Färbekarte mit vorgefärbten Haarsträhnen wie bei der synthetischen Oxidationsfarbe. Bei diesen Farben können Sie so gut wie sicher sein, dass die Wunschfarbe nach 30 Minuten erreicht wird. Bei Pflanzenfarben wird je nach Haarbeschaffenheit immer ein anderes Ergebnis erzielt. „Farbunfälle" waren deshalb vorprogrammiert – etwa durch zu langes Einwirken. Aber auch, weil unter dem Farbnamen „Sahara" individuell verschiedene Vorstellungen möglich sind. Zehn Minuten „Sahara" auf dem Haar haben vielleicht einen warmen goldenen Ton ergeben, aber schon zehn Minuten mehr ließen das Ergebnis in das Orange-Rote abdriften. Auch waren diese Farben auf grauem Haar den plakativen Ansprüchen und Seh-Gewohnheiten der Friseure zu transparent. Graues Haar darf man einfach nicht mehr sehen! So lautet die Botschaft der Friseure auch vielfach heute noch. Auch fehlte oftmals die Schulung des Friseurs durch den Hersteller der Pflanzenfarbe, so dass die Pflanzenfarben vom Haar nicht richtig angenommen wurden, weil

Hier sehen Sie die fertig gefärbten Haare. Die Haaransätze sind komplett abgedeckt, es ist kein graues Haar mehr zu sehen. Trotzdem wirkt das Haar gesträhnt, denn die helleren Strähnen wären eigentlich weiß und die dunkleren die übrig gebliebene Naturhaarfarbe von Andrea.
Sie hat nun gut lachen, denn ihre Haarfarbe wird keine andere Frau mehr so auf dem Kopf tragen. Pflanzenfarben sind immer individuell für jede Trägerin.

Wichtig zu wissen:

Wenn Sie nun eine Pflanzenfarbe wünschen und auch noch den engagierten Friseur dazu finden, dann achten Sie unbedingt darauf, dass Sie zum Einwirken der Farbe unter einer kleinen Dampfsauna sitzen. Die Pflanzenfarbe MUSS warm und feucht bleiben, sonst geben sich die Pigmente nicht an das Haar ab und die Farb-Wirkung bleibt aus. Falls Sie die Farbe selber machen müssen, wählen Sie eine ökologische Pflanzenfarbe dafür aus. Denn Produkte aus Afrika und Indien können noch Pflanzenschutzmittel beinhalten sowie Farbverstärker. Das kann im schlimmsten Fall zu Allergien führen. In den nun 22 Jahren, in denen ich mit Pflanzenfarben arbeite, habe ich jedoch erst eine Kundin erlebt, die allergisch auf einen Pflanzenbestandteil reagierte.

sie falsch aufgetragen wurden. Nicht zuletzt mangelt es dem Friseur oftmals auch an Zeit, um sich um den korrekten Auftrage-Vorgang zu kümmern. Denn Auftragen und Abwaschen von Pflanzenfarbe nimmt mehr Zeit in Anspruch als die Behandlungen mit synthetischer Farbe.

Obwohl der Kundenwunsch nach einer natürlichen und schonenden Tönung da war, konnte er nicht kompetent erfüllt werden. Die Farbe wurde von der Firma wieder vom Markt genommen und etwas später durch halbsynthetische Farbpulver ersetzt, um sichere Ergebnisse zu erzielen. Falsch und irreführend ist, dass diese Farbe immer noch als natürliche Färbung verkauft wird. Verführt durch so natürliche und wohlklingende Namen wie „Weinlaub", „Schwarzer Pfeffer" etc. glauben viele Friseure, dass es sich bei dem Produkt tatsächlich noch um ein natürliches handelt.

Vorteile der natürlichen Färbung mit Pflanzen auf einen Blick:

• Es gibt keine Einheitsfarbe, jede Frau erhält ihren individuellen Haar-Ton und ursprüngliche Farbverläufe bleiben erhalten. Das gefärbte Haar sieht natürlich und glaubhaft aus.

• Das Haar wird mit jeder Färbung geschlossen, die Haarspitzen werden weniger Spliss anfällig.

• Dank der Gerbsäure und durch die natürlichen Pigmente wird das Haar gestärkt und verdickt sich. Außerdem beruhigt und regeneriert sich die Kopfhaut und fettet die ersten 14 Tage weniger.

• Der Glanz im Haar ist einfach unbestechlich, das einzelne Haar speichert wieder Feuchtigkeit und wird frisierwilliger.

• Es entsteht ein tolles Volumen, das noch etwa drei Wochen nach der Färbung anhält.

• Die Haltbarkeit des Farbtons nimmt mit jeder Färbung zu.

• Die Farbe wächst milde heraus, Ansätze sehen weniger drastisch aus, da die Übergänge von der Naturhaarfarbe zur Pflanzenfarbe weich sind. Dadurch entsteht kein direkter Zwang zum Nachfärben.

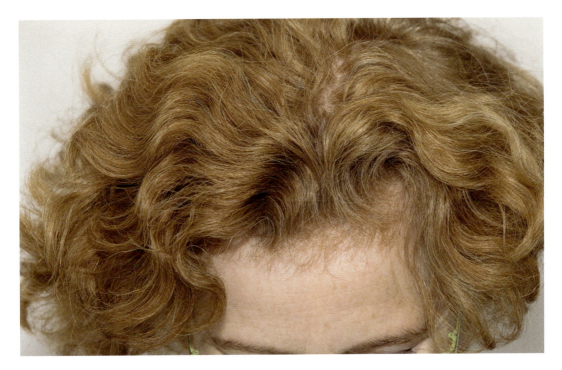

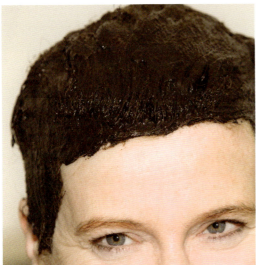
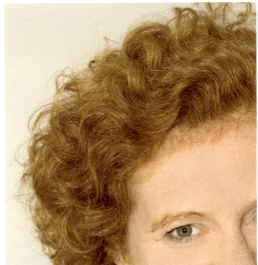

Dorothee kenne und behandele ich seit 1988. Ihre tollen gold-kupferfarbenen Wellen sind leider über die Jahre etwas blasser geworden. Hier bietet sich ein leichtes Gold-Kupfer als Farbauffrischung an.

68 | Die HaarSprechStunde

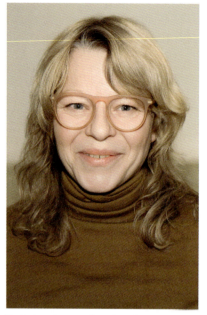
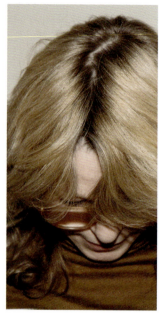
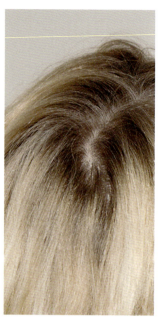

Karla ist eine Neukundin, die mit ihrem Haarproblem kein Einzelfall ist. Ihre gewellten Haare wurden über die Jahre immer mehr durchgesträhnt, so das sie nun komplett gefärbt aussehen. Das einzelne Haar bricht ab, ist nun stumpf, trocken und glatt und wird einfach nicht mehr länger. Dazu kommen die ersten grauen Haare am Ansatz. Nach intensiver Beratung ist Karla bereit, mit mir einen neuen Weg zu gehen.

Haarpraxis-Tipp: So können Sie Ihr Haar mit Pflanzenfarbe färben

Worauf Sie beim Färben mit Pflanzenfarben achten sollten:

- Waschen Sie zuerst Ihr Haar gründlich. Das Haar sollte rückstandsfrei sein, damit sich die Pigmente komplett an das Haar lagern können. Verwenden Sie deshalb auch keine Haarkur vor der Färbung.
- Ihr Haar sollte handtuchtrocken sein.
- Circa 100 Gramm Farbpulver reichen für mittellanges Haar aus.
- Geben Sie das Pulver in eine Schale.
- Kochen Sie Wasser richtig auf und übergießen Sie das Pulver.
- Rühren Sie die Masse mit einem Schneebesen solange, bis Sie einen sämigen Brei erhalten (ähnlich wie heißer Pudding). Der Brei darf nicht pampig oder bröselig sein, denn die Farbmasse quillt immer noch etwas nach.
- Geben Sie circa einen Esslöffel Obstessig dazu. Bitte beachten Sie, dass der Essig die Masse noch etwas mehr verflüssigen kann. Der Essig bewirkt zusätzlichen Glanz im Haar und hilft, dass die Pigmente sich besser an das Haar haften und dort auch verbleiben.
- Wenn Sie einen starken Rotton haben, cremen Sie sich die Ohren und den vorderen Haaransatz mit einer fetten Gesichtscreme oder Haarkur ein. Bei Braun- und Blondtönen ist das nicht nötig.

AUSSEN | 69

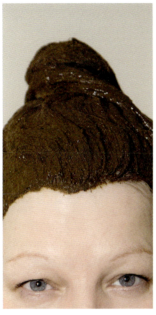 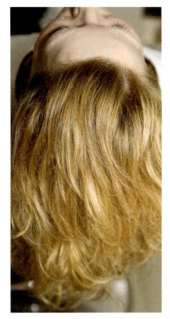 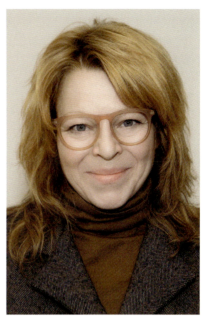

Wir haben gemeinsam als Farbe ein Rot-Gold ausgesucht, um dem Haar mehr Farbtiefe zurückzugeben. Wie man auf den Bildern sehen kann, sind die Haaransätze unsichtbar geworden. Das Haar zeigt nach der Färbung ersten Glanz und vorsichtig sogar die originale Wellenbewegung. Karla wird noch etwas Geduld brauchen, bis sie auf ihrem Kopf komplett „chemiefrei" ist. Aber die ersten Schritte sind nun getan…

- Ziehen Sie spezielle Färbe-Handschuhe (oder Einmal-Handschuhe) an und geben Sie die Farbmasse so heiß Sie es vertragen können auf die Haaransätze. Dabei gilt: je heißer, desto besser und umso haltbarer wird das Ergebnis.
- Nach den Ansätzen verteilen Sie den Rest Farbe auf die Längen und Spitzen. Bitte sofort eine Klarsichtfolie um das Haar herumwickeln und dann ein dunkles Handtuch oder Alufolie. Die Farbmasse muss so warm und feucht wie möglich bleiben, damit sie einwirken kann. Gehen Sie eventuell ab und zu mal mit dem Föhn über die Folie zum Aufwärmen. Rottöne können Sie bis zu 45 Minuten einwirken lassen, Brauntöne bis circa 30 Minuten, Blondtöne von 5 bis 20 Minuten je nach gewünschtem Farbton. Danach können Sie die Rückstände dann auf jeden Fall auswaschen. Wenn die Farbe trocken ist und bröselt, hat sie keine Farbe gebenden Pigmente mehr. Deshalb sind Färbungen von vielen Stunden oder über Nacht sinnlos.
- Spülen Sie die Masse gründlich aus, reiben Sie dabei gut die Kopfhaut ab. Bitte geben Sie kein Shampoo zum Auswaschen dazu. Spülen Sie die Farbe einfach so gut es geht ohne Shampoo aus.

In diesem Zustand sind die Pigmente noch recht instabil, die gerade erst ans Haar gelegten Pigmente lösen sich sonst zu schnell wieder ab. Sie festigen sich erst beim anschließenden Haaretrocknen. Geben Sie deshalb auch keine Spülung auf die Haare, denn die Fette der Haarspülung könnten die Pigmente auch ablösen (Öl und Fett weicht Pflanzenfarbpigmente auf). Wenn möglich waschen Sie die Haare erst zwei Tage später wieder. Sollte die Stirn am Haaransatz doch gefärbt sein, können Sie hier vorsichtig mit Shampoo oder Gesichtswasser nachreiben.

Wichtig zu wissen:

Manch ein Hersteller biologischer Pflanzenfarben schreibt auf der Packungsbeilage, dass Sie Öl zur Pflanzenfarbe geben können, um Ihre Haare zusätzlich zu pflegen. Ich rate Ihnen davon dringend ab, denn es verwässert das Farbergebnis. Hier wurde leider zu pflegend gedacht. Aus den unzähligen Tests für ein optimales Farbergebnis entpuppte sich der Obst-/Apfel-Essig als der beste Zusatz. Obendrein ist er auch der günstigste. Die Säure des Obst-/Apfel-Essigs schließt das Haar und pflegt es so hervorragend. Als Ersatz für heißes Wasser können Sie gerne Rotwein, Schwarztee oder Rote Bete-Saft verwenden, ist aber nicht notwendig. Strähnen mit Pflanzenfarbe sind nicht möglich, denn die Farbmasse ist zu beschwerlich in der Verarbeitung.

- Pflanzenfarben sind zu 100 Prozent natürlichen Ursprungs und vollständig ökologisch abbaubar.
- Es entstehen keine chemischen, beißenden und gesundheitsschädlichen Gerüche.
- Hände, Atemwege, Haare und die Kopfhaut werden geschont.

Glanz, Glanz, Glanz – Henna neutral

Der Glanz Ihres Haares ersetzt zunächst einmal jegliche zusätzliche Farbtönung. Eine Farbtönung sollte das i-Tüpfelchen in Ihrer Haarpflege sein. Ich durfte sehr oft erleben, dass – sobald chemische Haarfarbe und Strähnen endlich herausgewachsen waren – das Haar einen tollen Glanz durch die richtige Behandlung und Pflege entwickelt hat. Die Frauen genossen ihr „neues" kräftiges, glanzvolles Haar und hatte am Ende keine Farbwünsche mehr. Die Vorstellung eines landläufigen Straßenköterblonds war verflogen, da man sehen konnte, dass das Haar einen warmen Eigenschimmer aufwies oder graues Haar eine unbestechliche Frische hatte.

Wenn Sie also mit Ihrer Originalhaarfarbe eigentlich ganz zufrieden sind, aber die Vorteile von Pflanzenfarbe nutzen möchten, wie Glanz und Kräftigung der Haare, können Sie auf Henna Neutral zurückgreifen. Dieses Pflanzenpulver hat fast keine färbenden Anteile mehr. Gehen Sie wie in der Anleitung beschrieben vor, lassen die Farbmasse aber nicht länger als 20 Minuten ins Haar einziehen. Wenn sie hellblonde Haare besitzen, sollten sie die warme Masse höchstens 15 Minuten einwirken lassen. Andernfalls könnte ihre Haarfarbe zu goldig werden. Bei sehr hellen Haaren entsteht nach circa 20 Minuten Einwirkzeit eine leicht warme Tönung. Etwa drei Wochen nach dem ersten Gebrauch von Henna Neutral können Sie die Behandlung wiederholen. Später können Sie diese angenehme Packung etwa alle sechs bis acht Wochen auftragen. Der Glanz des Haares wird sich stetig erhöhen, das Haar erhält ein natürliches Volumen und Festigkeit. Es speichert mehr Feuchtigkeit und wird widerstandsfähiger.

Leben Haare eigentlich?

Nach meiner Beobachtung ist das Haar kein totes Material. Natürlich handelt es sich um verhornte hohle Keratinfäden und es tut nicht weh, wenn man sie abschneidet (außer vielleicht psychisch). Doch alles, was wir essen, trinken, einatmen, also einfach alles, was wir aufnehmen und nicht über die Haut und Toilette ausscheiden, lagert sich in den Haaren ab und wächst nach außen. Auch Flüssigkeiten wie Schweiß werden durch die Haare hindurch geschleust. Die Haarmineralanalyse kann schon aus wenigen Haaren die individuelle Stoffwechsellage eines Menschen analysieren (s. Kapitel Haarmineralanalyse). Ebenso unterliegt das Haar den Stimmungen des jeweiligen Menschen.

Auch hormonelle Hochs und Tiefs, etwa durch das Erleben von Glück und Freude oder Stress und Trauer, haben Einfluss auf das Haar. Darum können Haare auch von einem auf den anderen Tag glänzen oder stumpf aussehen, obwohl das gleiche Shampoo benutzt wurde.

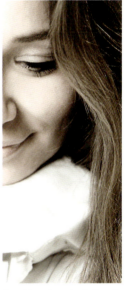

Das Haar ist ein Spiegel unserer Lebensgewohnheiten, aber auch ein Spiegel der Seele.

Sind graue Haare grau?

Graues Haar gibt es eigentlich gar nicht. Das einzelne Haar ist nämlich weiß. Es wirkt nur grau, weil das Haar die noch umgebende Naturhaarfarbe reflektiert und sich mit den verbliebenen farbigen Haaren mischt. Durch die Reflektion wirken bei blonden Menschen die weißen Haare oft sehr hellblond und fallen sogar weniger auf. Graues Haar entsteht, wenn die Zahl bestimmter Melanozythen-Stammzellen in der Haut abnimmt und sich diese nicht mehr vollständig zu Melanozythen ausbilden. Melanozythen bilden unsere Pigmentierung von Haut und Haaren und schützen uns vor dem UV-Licht.

In dem Moment, in dem Sie weiße Haare auf Ihrem Kopf entdecken, können Sie davon ausgehen, dass sich Ihr Körper in einem Ver-

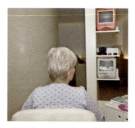

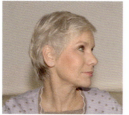

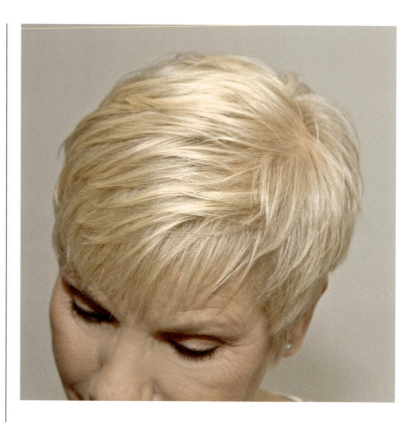

„Graues Haar kann – muss aber nicht sein", so meint es zumindest Rita. Auch sie habe ich vor vielen Jahren von der chemischen Farbe befreit und ein Zurück dahin ist für sie nun total undenkbar. Ihr fast komplett weißes Haar wird durch eine blonde Pflanzenfarbe, mit nur rund 5 Minuten(!) Einwirkzeit zu einem leichten Beigeblond.

Keine ihrer Freundinnen glaubt ihr, dass sie keine chemische Farbe benutzt. Jedoch nur die Natur bringt solch einen Glanz und die Kraft der einzelnen Haare so schön zur Geltung.

änderungsprozess befindet. Wenn Sie diese Signale ernst nehmen, können Sie in das weitere Geschehen Ihres Stoffwechsels frühzeitig eingreifen (s. Kapitel Selbstdiagnose/Fingernägel). Natürlich kann frühzeitiges Ergrauen erblich bedingt sein, beispielsweise, wenn eines der Elternteile ähnlich früh ergraute.

Meist ist frühzeitiges Ergrauen aber auf die Lebensweise zurückzuführen. In den meisten Fällen sind Mineralstoffmangel und/oder Übersäuerung die Ursachen. Was sich im Verlust der Haarfarbe ausdrückt, kann für das Immunsystem auf längere Zeit gesehen eine enorme Belastung bedeuten.

Wird beispielsweise eine Übersäuerung (Azidose) des Körpers langfristig nicht behoben, kann das in eine Regulationsstarre des

Immunsystems münden. Das heißt, die natürlichen Abwehrreaktionen sind dann blockiert. Heutzutage weiß man, dass Übersäuerung der Entstehung von chronischen Erkrankungen den Boden ebnet.

Können Haare über Nacht ihre Farbe verlieren?

Es wird immer wieder gefragt, ob Haare über Nacht grau werden können. Eine langjährige Kundin von mir mit einem natürlichen, durch Pflanzenfarbe intensivierten Blondton im Haar, erlebte bei der Begleitung ihrer sterbenden Mutter innerhalb von sechs Wochen, wie sich mitten auf dem Oberkopf eine circa drei Zentimeter dicke, weiße Haarsträhne bildete.

Die Sterbebegleitung war für meine Kundin extrem strapaziös, psychisch und physisch. Hier hat nun das einzelne Haar als Hohlorgan die ausgeschwitzten Stresssäuren innerlich verteilt, die Haarpartie von der Wurzel an entmineralisiert und durch die ätzende Säure entfärbt. Zudem wiesen ihre Fingernägel viele weiße Flecken auf (s. Kapitel Selbstdiagnose).

Diese weiße Strähne blieb meiner Kundin danach erhalten und hat sich im Laufe der Jahre verbreitert. Mein Fazit: Es gibt dieses plötzliche Grau-, nein Weißwerden!

Können weiße Haare wieder ihre ursprüngliche Farbe annehmen?

Dass weiße Haare ihre natürliche Farbe wieder annehmen, passiert eher selten. Eine Kundin, die eine Kur mit hoch dosierten Spirulina- und Chlorella-Algen gleichzeitig machte, hatte nach etwa vier Monaten einige Haare, die am Ansatz dunkel und in der anderen Hälfte bis zur Spitze hin weiß waren. Häufiger beobachte ich aber, dass sich unter dem Einfluss einer erholten Mineralstofflage eher die noch vorhandenen, naturfarbenen Haare stärker pigmentieren. Also, das eigene Haar wird farbintensiver, leuchtender und vor allem glänzender.

Wichtig zu wissen:

Haar- und Hautprobleme können auf Mineralstoffmangel hinweisen. Dieser ist mit dem Problem der Übersäuerung eng verknüpft. Denn bestimmte Mineralstoffe helfen dem Körper, Säuren aus Stoffwechselvorgängen zu binden, bevor diese sich im Gewebe ablagern, dort zu Verschlackungen führen und die Immunfunktionen beeinträchtigen. Fehlen diese Mineralstoffe dem Körper aber, plündert er zunächst seine eigenen Reservoirs, die eiserne Reserve sozusagen. Der schlechte Zustand von Haut, Haaren und Nägeln spiegelt die Ausbeutung der körpereigenen Depots in den meisten Fällen deutlich wider. Im Kapitel INNEN wird noch ausführlich über Mineralstoffe und das Säure-Basen-Gleichgewicht berichtet.

Friseur und Kunde – eine ganz besondere Beziehung

Manchmal dauert die Friseur-Kunde-Beziehung nur einen Besuch. Und manchmal hält sie ein ganzes Leben an. In dieser Beziehung kann man sozusagen „Geburtshilfe" zum neuen Typ leisten, in anderen Fällen erfüllt man nur einmalig einen gezielten Wunsch. Was Friseure und Kunden sich auf den Köpfen vorstellen, stimmt selten miteinander überein. Für den Friseur darf es gerne plakativ sein. Die Kundin mag es dagegen eher subtil. Manchmal reicht es ihr schon aus, wenn die Haare glänzen.

Was Sie über Friseure wissen sollten

Wussten Sie, dass Friseure produktbezogen geschult und von den führenden Firmen in die chemischen Färbe-, Strähnen-, und Welltechniken unterwiesen werden? Ein Weg, der beinahe null Spielraum für den Umgang mit dem natürlichen Haar des Kunden lässt. Das Motto vieler Friseure lautet: Wer modisch sein will, dem muss man das auf dem Kopf ansehen. Mehr noch gilt: Erfolgreich in seinem Geschäft ist der Friseur, der dem Kunden die meisten chemischen Behandlungen verkauft. Gesundheitsbewusstsein? Fehlanzeige. Vielmehr stehen Friseure ihren Verkaufsprodukten und deren Inhaltsstoffen oft völlig unkritisch gegenüber. „Wenn da ‚Kräuter' auf der Packung steht, müssen ja auch Kräuter drin sein. Hat ja der bekannte Shampoohersteller auch im Produkte-Seminar gesagt." Solche und ähnliche Aussagen habe ich schon häufiger gehört. Wenn Sie, liebe Leser, dieses Buch bis zu Ende gelesen haben, können Sie Ihrem Friseur ja einmal einige intelligente Fragen zu Pflanzenfarbe oder Haarausfall stellen. SIE kennen dann schon die Antworten und können gespannt hören, was der „Fachmann" so alles nicht weiß. Natürlich können Sie auch einen Dermatologen auf die Probe stellen. Eventuell sind Sie dann noch erstaunter.

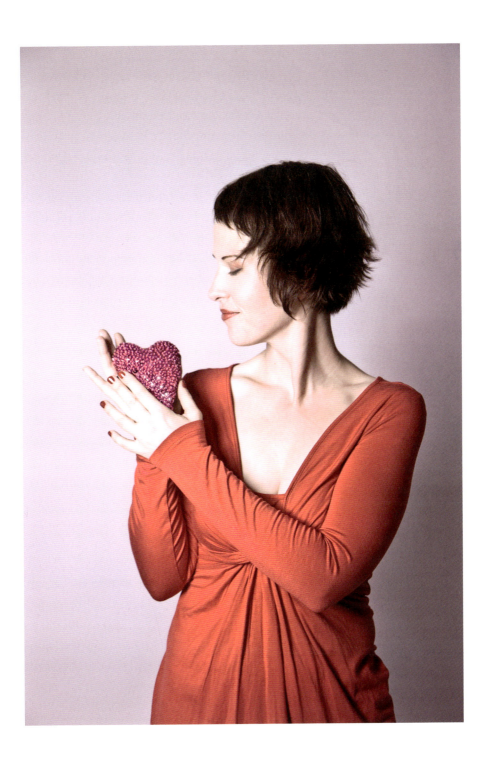

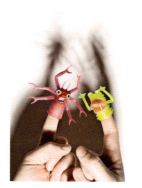

Trauen Sie sich, Ihrem Friseur zu sagen, wenn Sie mit Ihrem Haarschnitt nicht zufrieden sind.

Beschweren Sie sich!

Häufig regen sich neue Kundinnen in meinem Geschäft (oder eine Stammkundin nach einem „Seitensprung" bei einem anderen Friseur) über den letzten Friseur auf, weil er sie „verschnitten" hat. Dann liegt es bei mir, das Ergebnis irgendwie zu retten. Auf meine Frage, ob sie ihm das schlechte Ergebnis gezeigt haben, verneinen etwa 90 Prozent der Kundinnen. Oftmals trauen sie sich nicht. Oder der Groll sitzt so tief und sie fühlen sich buchstäblich (körper-)verletzt. Ein Haarschnitt ist auch eine körperliche Erfahrung, nicht nur eine optische.

Sollten Sie mit dem Ergebnis Ihrer Frisur einmal nicht zufrieden sein, oder auch Haarschneidefehler erst zu Hause entdecken, dann gehen Sie bitte innerhalb der ersten 14 Tage nach Erstellung Ihrer Frisur zu Ihrem Friseur. Erklären Sie ihm, was Ihrer Meinung nach nicht stimmt. Die Beziehung Friseur-Kunde stört das nicht. Im Gegenteil, sie kann daran wachsen. Der Friseur glaubt, ein super Ergebnis abgeliefert zu haben, solange er seine Kunden nicht wieder sieht. Es ist darum ganz wichtig, dass der Friseur seine Fehler gezeigt bekommt, denn nur so kann er sie zukünftig vermeiden.

Auch Friseure können aus Fehlern lernen

Über Kritik lernt er sich und seine Haarschneidetechnik noch besser kennen, beziehungsweise kann seine Technik optimieren. Auch kann er sich mit Ihrem Haar mit Wirbeln und Struktur vertraut machen sowie mit Ihren Ansprüchen an das Ergebnis seiner Arbeit. Vor allem der Jungfriseur muss seine Fehler erkennen können und lernen, diese zu korrigieren. Schwer wird das nur, wenn seine Friseur-Ausbildung derart mangelhaft ist, dass er keinen blassen Schimmer hat, wie er das Ergebnis verbessern kann. Aus dieser Hilflosigkeit kontern solche Friseure dann manchmal auch noch mit so dummdreisten Argumenten, wie: „Na ja, mit IHREN Haaren geht das ja auch nicht!" Welche Kundin kann das in der ohnehin seelisch angekratzten Verfassung durch die vermasselte Optik noch gut hören?

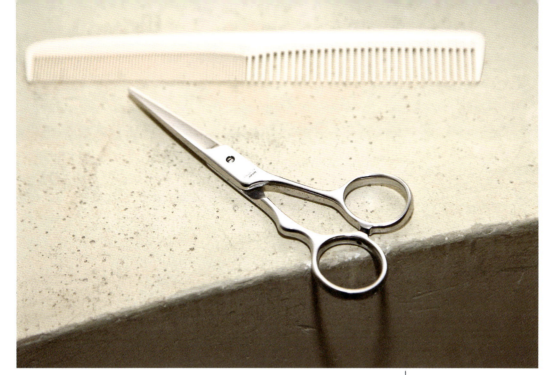

Und außerdem, liebe Leserinnen und Leser: Warum hat er das dann nicht vorher gesagt? Schließlich sind wir doch bei einem Fachmann/einer Fachfrau! Oder weiß er eventuell gar nicht, wie er den Frisurenwunsch umsetzen soll (wieder mangelnde Ausbildung!) und gibt falsche Versprechungen ab?

Ausführliche Beratung vor der Behandlung

Anlass zum Unmut seitens der Kundin oder des Kunden gibt häufig auch das Unvermögen des Friseurs, einen Haarschnitt zu reproduzieren. Oft ist ein Haarschnitt beim ersten Mal ganz gut geworden. Der Kunde kommt wieder und wünscht sich die Frisur „so wie beim letzten Mal." Doch am Ende sieht er dann ganz anders aus. Das Haar ist verschnitten oder hat so gar nichts mit dem Vorherigen zu tun. Der Kunde glaubt und vertraut dem Friseur erst einmal. Denn er wähnt sich in den kompetenten Händen einer Fachkraft. In den meisten Fällen sind schließlich die Friseure die Täter und der Kunde wird zum Opfer und muss sich zusätzlich den Vorwurf gefallen lassen, dem Friseur eine schlechte Haarqualität angeboten zu haben. Fest steht: Arroganz ist bei Friseuren keine seltene Erscheinung. Und wer muss es ausbaden? Sie natürlich! Je nach Haarlänge wird das Herauswach-

> Der Kunde glaubt und vertraut dem Friseur erst einmal. Denn er wähnt sich in den kompetenten Händen einer Fachkraft.

Wichtig zu wissen:

Ein guter Haarschnitt ist schon im nassen Haar erkennbar. Liegt das Haar im nassen Zustand optimal, brauchen Sie eigentlich nicht mehr viel für die Frisur zu tun. Sie können das Haar problemlos föhnen, ohne Bürsten zur Hand nehmen zu müssen. Sehen Ihre Haar nur geföhnt gut aus, stimmt etwas nicht. Wenn Sie viel Föhnen müssen, bis Ihre Frisur gut aussieht, sind Sie definitiv dabei, Lücken und Formfehler auszugleichen. Eine gute Frisur stellt sich immer durch Typ gerechtes und unkompliziertes Auftreten dar.

sen der Schneidefehler zu einem Langzeitprojekt mit anhaltendem Ärger.

In meiner Haarpraxis beginne ich nicht eher mit der Haarwaschbehandlung bei einer Kundin oder einem Kunden, ehe ihr oder ihm klar ist, was gemacht wird und wie das Ergebnis aussehen wird. Gibt es immer noch irgendeine Unklarheit oder ein Missverständnis auf Kundenseite oder von meiner Seite, dauert die Beratung eben etwas länger. Erst wenn diese Klarheit steht, gehen wir beide mit einem guten und sicheren Gefühl zum entspannenden Teil des Haarewaschens im Liegen über.

Ein guter Haarschnitt besticht durch seine Form und Langlebigkeit

Meine Kunden besuchen mein Geschäft im Durchschnitt alle drei Monate. Kunden mit kürzerem Haar kommen in geringeren Abständen zu mir, da sie den Haarschnitt gerne bewahren oder die Pflanzenhaarfarbe ohne große Auswüchse genießen möchten. Viele Kunden entscheiden sich für einen Haarschnitt bei mir, weil sie die Langlebigkeit der von mir erstellten Frisur schätzen.

Sollte ein Haarschnitt dazwischen einmal „durchhängen", liegt das an der zu dem Zeitpunkt erreichten Haarlänge und Anpassung an die Kopf- und Körperform. Dieses Durchhängen dauert ungefähr 10 - 14 Tage, dann sieht der Haarschnitt plötzlich wieder gut aus, die Kundin kommt wieder prima klar.

Falls Sie Ihr Haar wachsen lassen möchten, bitte ich Sie diese Zeit einfach durchzuhalten und nicht zum Friseur zu gehen. Bekommen Sie nämlich erst Tage später einen Termin, tritt der berühmte Vorführeffekt ein. Dann sitzen Sie beim Friseur, doch die Frisur sieht plötzlich wieder gut aus und eigentlich sind Sie ganz zufrieden. Trotzdem lassen Sie das Haar aber wieder schneiden, weil Sie die Zufriedenheit für zu kurzfristig halten. Dann kann es passieren, dass die Haare zu kurz werden und Sie beim Wachsenlassen einen Rückschritt erleben. Sitzen die Haare schon im nassen Zustand, wird bei

AUSSEN | 79

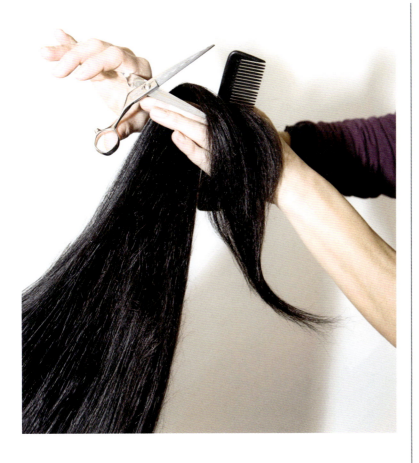

Ein Friseur ist eine Art Bildhauer am lebenden Objekt, mit individuellem Material, nämlich Ihren Haaren.

Wichtig zu wissen:

Ein Haarschnitt kann „durchhängen". Dieses Durchhängen dauert ungefähr 10 - 14 Tage, danach sehen die Haare oft wieder gut aus. Falls Sie Ihr Haar wachsen lassen möchten, halten Sie diese Zeit durch. Anschließend werden Sie noch mindestens 3 - 4 Wochen Spaß an der bestehenden Frisur haben, vorausgesetzt die Ausgangsbasis war ein guter Haarschnitt.

mir nur mit den Händen und Fingern geföhnt, nicht mit unzähligen Bürsten. Das Volumen soll sich natürlich verteilen. Durch die Schnitttechnik gezähmte Wirbel sollen die Möglichkeit erhalten, sich in den gesamten Haarschnitt zu integrieren. In den meisten Fällen schneide ich dann die Frisur im trockenen Zustand nach. Hier beginnt manchmal die eigentliche Frisur, je nach Haarbeschaffenheit. Bei starken Locken bis hin zu sehr glattem Haar wird das ganze Prozedere zur Bildhauerei. Somit ist die Langlebigkeit Ihrer Frisur angelegt. Ja, meiner Auffassung nach ist ein Friseur eine Art Bildhauer am lebenden Objekt, mit individuellem Material, nämlich Ihren Haaren.

80 | Die HaarSprechStunde

INNEN

Haarprobleme, insbesondere Schuppen oder Haarausfall, sind für die Betroffenen eine starke psychische Belastung. Den Ursachen auf die Spur zu kommen ist Detektivarbeit, denn es gibt nicht weniger als 17 Gründe, warum beispielsweise Haare ausfallen können. Die Informationen auf den nächsten Seiten geben Ihnen wertvolle Anhaltspunkte, wo Sie selbst bei Haarproblemen ansetzen können und zeigen Ihnen, bei welchen Experten Sie weiterführende Hilfe erhalten.

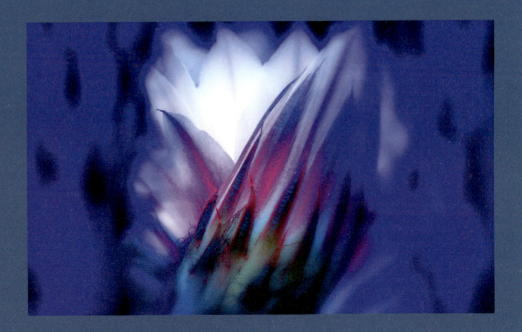

Haarausfall – ein verbreitetes Problem

Wichtig zu wissen:

Oft hat Haarausfall schon sicht- und spürbare Vorzeichen. Beim sogenannten anlagebedingten Haarausfall (androgenetische Alopezie) können vorher vermehrte Schuppenbildung und Juckreiz auf der Kopfhaut auftreten. Manchmal können auch Hautunreinheiten im Gesicht, am Haaransatz oder Rücken entstehen.

Es ist ganz normal, 60 bis 100 Haare pro Tag zu verlieren. Sind es über eine längere Zeit mehr als 150 Haare täglich, so spricht man von Haarausfall. Haarausfall bedeutet für Betroffene eine starke psychische Belastung.

Unter Männern wird das Problem gerne banalisiert, regelrecht bewitzelt. Doch ich finde, dass auch Cowboys und Indianer einmal weinen dürfen. Ich erlebe immer wieder, wie erleichtert ein Kunde ist, wenn jemand ihn und seinen Haarverlust ernst nimmt und vor allem Hilfestellung leistet. Haarausfall kann zahlreiche Ursachen haben: Viel mehr als die Klassiker Genetik und Stress. Doch wie kommt man der Ursache für den Haarausfall auf die Spur? Die meisten Ärzte erstellen ihre Diagnose leider unter Zeitdruck. Hinzu kommt, dass den Dermatologen im Rahmen ihres Studiums nur sehr wenig Wissen über Haare vermittelt wird. Oft weiß schon ein Friseurauszubildender im ersten Lehrjahr mehr über Wachstumsphasen und Beschaffenheit der Haare.

Bei Neukunden, die unter Haarausfall leiden, nehme ich mir alleine für die erste Diagnose circa eine Stunde Zeit. Zuvor bitte ich sie, zwei Tage vor unserem Termin die Haare nicht zu waschen und die Haarpflegeprodukte zum Termin mitzubringen. Auch Auswertungen vom Dermatologen können gerne mitgebracht werden.

Die 17 häufigsten Gründe, warum Haare ausfallen können:

1. Jahreszeit
2. Mineralstoffmangel und falsche Ernährung
3. Spannungshaarausfall und verschlackte Kopfhaut
4. Absetzen der Anti-Baby-Pille
5. Hormonelle Dysbalancen
6. Ende der Schwangerschaft
7. Schilddrüsen-Dysfunktion
8. Kopfhautpilze
9. Darmpilze
10. Falsche chemische Behandlung beim Friseur
11. Falsche Haarpflegeprodukte
12. Operationen und Narkosemittel
13. Vergiftungen durch Metallbelastungen, Lösungsmittel und Umweltgifte
14. Durchblutungsstörungen der Kopfhaut durch zu enge Bekleidung
15. Haarkrankheiten durch ein angegriffenes oder autoaggressives Immunsystem
16. Stress
17. Genetik

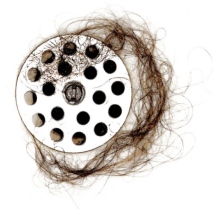

Wichtig zu wissen:

Eine Studie mit 823 Frauen, die über sechs Jahre in Zürich durchgeführt wurde, konnte nachweisen: Es gibt tatsächlich jahreszeitlich bedingten Haarwuchs und -ausfall. Die Forscher stellten fest, dass im Sommer der Anteil der Haare im Telogenstadium (s. Kapitel Genetik), also kurz vor dem Ausfallen, am größten war. Nach dieser Untersuchung befanden sich auch im Frühjahr viele Haare im Telogenstadium, wenn auch nicht ganz so viele wie im Sommer. Im Winter waren nur relativ wenige Haare im Telogenstadium.

1. Jahreszeit

Jedes Jahr aufs Neue beobachte ich, wie zum Frühlingsanfang zwischen März und Mai und zum Herbstbeginn zwischen September und November manchen meiner Kunden vermehrt Haare ausfallen, im Herbst sogar noch was stärker.

Meine Beobachtung ist zudem, dass Menschen vor allem nach einem besonders heißen Sommer mehr Haare verlieren. Also, dass die Ausfallphase möglicherweise deswegen eingeleitet wird, um den Körper vor Hitze zu schützen. Natürlich kann auch die Ernährung im Sommer eine Rolle spielen. Etwa, dass man oft weniger isst und mehr trinkt und der Körper somit über weniger Vitamine und Mineralstoffe verfügt.

Das normale Haar wächst etwa einen Zentimeter pro Monat. Bei manchen Menschen können die Haare um das 1,5-fache schneller wachsen. Generell wachsen Haare im Sommer etwas schneller als im Winter. Zum einen, weil der Stoffwechsel durch die erhöhte Aktivität an der frischen Luft angeregt ist und natürlich aufgrund der Lichtintensität während der Sommermonate. Licht regt das Zellwachstum an. Haut- und Haarzellen bilden und teilen sich schneller. Vor einigen Jahren bemerkte ich außerdem, dass etwa ab Mitte Januar meine Kunden plötzlich vermehrt einen schnelleren Haarwuchs hatten, denn die Frisur wirkte überdurchschnittlich länger und ziemlich rausgewachsen. Auch waren die Haare bei den meisten kräftiger und bildeten ein tolles Volumen. Ich erkläre mir das so, dass die meisten der Kunden über Weihnachten Urlaub haben, zur Ruhe kommen, viel mehr essen als sonst und sich dabei auch mehr Zeit nehmen. Findet der berühmte Winterspeck in dieser Zeit eventuell seine Anfänge? Auch sind die Nahrungsmittel in der Winterzeit fester, kompakter und gehaltvoller, zum Beispiel Nüsse, getrocknete Früchte oder Getreide (Gebäck).

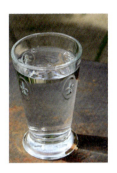

Wichtig zu wissen:

2. Mineralstoffmangel und falsche Ernährung

Ich möchte hier nicht auf die vielen verschiedenen Ernährungsformen eingehen, von der Makrobiotik bis zur Trennkost, um nur einige zu nennen. Vielmehr liegt mir daran, dass Sie im Alltag einige Dinge beachten, um ausschließen zu können, dass Sie Haare aufgrund von Nährstoffmangel verlieren. Denn die Haare sind als Verlängerung des Stoffwechsels anzusehen. Achten Sie auf die ausreichende Zufuhr von Flüssigkeit: nicht Kaffee, nicht Milch, sondern wirklich Wasser. Wasser ist wichtig, damit der Körper die Nährstoffe transportieren kann. Wasser hilft, den Körper durch Schweiß zu kühlen, Schlackenstoffe und Säuren auszuschwemmen. Dabei gibt es ganz unterschiedliche Mengen-Empfehlungen. Sie reichen von anderthalb bis zu drei Litern täglich. Meine Empfehlung lautet: Trinken Sie so viel Wasser, wie Sie bequem konsumieren können. Denn jeder Mensch besitzt einen individuell gearteten Stoffwechsel.

Verspüren Sie Durst, hätten Sie eigentlich schon viel früher trinken müssen. Durst ist nämlich das erste Symptom, dass es Ihrem Körper an Flüssigkeit mangelt. Der Körper gewinnt pro Tag noch circa 700 Milliliter Flüssigkeit dazu, die er aus der Nahrung extrahiert und circa 300 Milliliter aus dem Stoffwechsel. Bei körperlicher Aktivität ist der Wasserbedarf auf jeden Fall stark erhöht. Oft höre ich von Kunden, dass sie nur etwa ein Glas Wasser am Tag trinken. Wem das Trinken so schwer fällt, sollte das tägliche Wassertrinken kultivieren, bis es ihm zur Gewohnheit wird.

• Beginnen Sie jeden Morgen mit einem großen, möglichst etwas warmen Glas Wasser. Oder stark verdünntem Saft, wenn Sie mehr Geschmack brauchen. Morgens befindet sich der Stoffwechsel in der Ausscheidungsphase. Durch die Flüssigkeitszufuhr unterstützen Sie Ihren Stoffwechsel dabei, die über Nacht angesammelten

Wichtig zu wissen:

Meiden Sie gehärtete Fette. Produkte, die gehärtete Fette enthalten, kann der Körper nur sehr schwer abbauen. Sie lagern sich im Gewebe ab, erhöhen die Fettzellen im Körper, verstopfen langfristig die Blutbahnen und belasten die Organe. Machen Sie sich die Mühe und lesen einmal die Inhaltsstoffe auf den Verpackungen der Supermarktnahrung. Es ist nicht zu fassen, in wie vielen Produkten gehärtete oder auch nur zum Teil gehärtete Fette enthalten sind. Ähnlich wie die Kosmetikindustrie das Paraffin in Körpercremes und Haarkuren nutzt, um eine billige Fettgrundlage zu gewinnen, so nutzt die Nahrungsmittelindustrie die gehärteten Fette: Pfui!

Säuren (s. Kapitel Übersäuerung) schneller auszuschwemmen. Das wirkt wie eine „innere Dusche."

• Verteilen Sie mehrere Trinkflaschen in der Wohnung oder am Arbeitsplatz, so dass Sie immer ans Trinken erinnert werden und dann auch gleich die Möglichkeit dazu haben.

• Nehmen Sie für unterwegs immer eine Flasche Wasser mit. Trinken Sie immer einige Schlucke, wenn Sie die Flasche bemerken. Ein anderer Richtwert ist: jede halbe Stunde vier Schlucke Wasser trinken. Babys und Kleinkindern nimmt man ja auch immer etwas zu Essen und zu Trinken mit – warum nicht auch uns Erwachsenen?

Achten Sie bei Nahrungsmitteln auf die Qualität

Kaufen Sie, wenn es Ihnen finanziell irgendwie möglich ist, Nahrungsmittel in Bio-Qualität ein. Ökologisch gewachsene und verarbeitete Produkte besitzen eine viel höhere Nährstoffdichte als industriell gefertigte Produkte. Sie beinhalten keine gehärteten Fette, versteckten Zucker, künstlichen Süßstoffe, chemischen Konservierungsstoffe, Ersatzstoffe oder Aromen. Bio-Produkte sind zwar teurer, aber Sie müssen aufgrund der guten Nährstoffversorgung weniger davon essen als beispielsweise von vergleichbaren Produkten aus konventioneller Wirtschaft. Wenn Sie Bio-Produkte nur begrenzt einkaufen können, legen Sie vor allem Wert auf Fleisch, Milch und Käse aus ökologischer Erzeugung. Denn die tierischen Nahrungsquellen bergen das größte Gesundheitsrisiko. Denken Sie nur an all die chemischen Medikamente, die den Tieren in Massentierhaltung verabreicht werden, an die unwürdige Haltung und Behandlung.

Leider ist selbst biologisch angebautes Obst und Gemüse heutzutage nicht mehr 100-prozentig frei von anorganischen Rückständen. Denn einige Gifte verbleiben zu einem gewissen Teil in der Nahrungspflanze und stellen eine gesundheitliche Belastung für den Menschen dar, der diese verzehrt. Sie können mit Ihrem Einkauf die Bauern und Hersteller aus der Region wie auch die unserer Nachbarländer unterstützen. Je mehr Verbraucher ökologisch einkaufen,

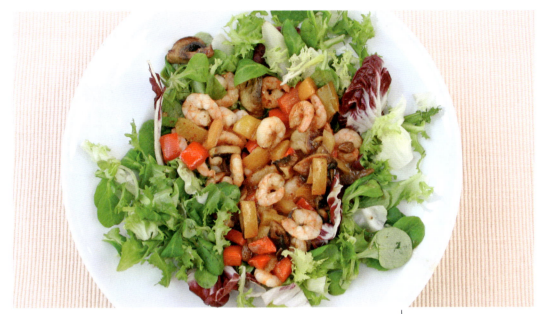

Durch viel Abwechslung und Frische essen Sie sich gesund.

umso niedriger kann zukünftig der Preis für diese Produkte werden. Wenn Sie keine Bio-Produkte kaufen, können Sie Ihre Ernährung aufwerten, indem Sie Obst und Gemüse so frisch als möglich zubereiten und verzehren. Grundsätzlich gilt: Je abwechslungsreicher bzw. „bunter" Sie Ihre Nahrung wählen, umso besser ist die Nährstoffversorgung. Es gibt Ärzte, die sagen: „Wenn wir zusätzliche Nährstoffe benötigen würden, wären wir bereits mit einer Vitamintablette im Mund geboren worden." Und andere meinen, dass bei der heutigen Belastung durch Umweltgifte und Lebensgewohnheiten die ergänzende Einnahme von Nährstoffprodukten unbedingt notwendig sei. Meiner Meinung nach sind Nährstoff-Ergänzungen natürlichen Ursprungs für die Gesundheit und insbesondere auch für die Haare sehr empfehlenswert (s. Abschnitt Nahrungsergänzung). Vor allem solche wie Spirulina- und die Chlorella-Algen.

Regelmäßiges Entschlacken ist wichtig

Frauen entgiften von Natur aus regelmäßig über die monatliche Menstruation. Männer hingegen müssen selber dafür sorgen, dass ihr Körper Säuren, Schlacken und Gifte ausscheidet. Sie müssen regelmäßig schwitzen, um die angestauten Säuren auszuscheiden

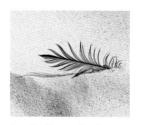

Der Indianer Sunbear sagte damals während des Seminars (s. Kapitel „Der rote Faden"), dass Frauen die Schwitzhütte nicht notwendigerweise mitmachen müssten, aufgrund ihrer Blutungen. Demnach kannten schon die Indianer diesen existenziellen Unterschied zwischen Mann und Frau.

und zusätzlich regelmäßig ergänzende Mineralstoffe zuführen, um die Säuren im Körper zu neutralisieren. Bei den Frauen tritt dieser Vorgang ganz automatisch und natürlich ein. Aus diesem Grund leben Frauen im Durchschnitt etwa sieben Jahre länger als Männer. Sobald bei den Frauen die Periode aussetzt, scheiden auch sie keine Säuren mehr aus. Sie geraten dann ebenso wie Männer in Gefahr, zu übersäuern und Schlackensalze zu speichern. Am schnellsten kann man diesen Wechsel an den Haaren der Frau erkennen: Zunächst verändert sich die Haarstruktur. Das Haar wird trockener. Grund dafür ist der veränderte Hormonhaushalt und der niedrige ph-Wert durch die Übersäuerung. Zusätzlich fällt es stärker aus, um in vielen Fällen grau nachzuwachsen. Nach meiner Beobachtung ergrauen spätestens dann die nachwachsenden Haare oder das schon vorhandene Weiß breitet sich erst recht aus.

Klagen Frauen über Schmerzen vor Eintritt der Periode (PMS = Prämenstruelles Syndrom) kann das ein Zeichen dafür sein, dass im Körper – genauer gesagt in Blut und Plazenta – viele Säuren, Schlacken und Gifte gespeichert sind. Meist kommt es dann zu Wasseransammlungen im Körper (Ödeme). Dieses Wasser braucht der Körper, um die Säuren zu verdünnen. Je mehr Wasser sich anlagert, desto mehr Säuren sind vorhanden. Das Übermaß an Säuren können Blut und Plazenta aber nicht vollkommen fassen. Zum Schutz des Organismus weichen diese auf die Gewebe-Areale Po, Oberschenkel, Bauch, Hüften und Oberarme aus. Dort werden die übermäßigen Schlacken geparkt und bilden die Cellulite. Die Schlackensalze nutzen das Bindegewebe als Müllhalde. Je mehr Säuren anfallen, desto schwankender kann die Gemütsverfassung der Frau werden. Migräne, Gereiztheit und sogar Depression können die Folgen sein. Übersäuerung zeigt sich auch daran, dass die Regelblutung sehr lange andauert. Beim Mann führt eine Übersäuerung zur Entmineralisierung des Haarbodens mit anschließendem Haarverlust. Bei der Frau zeigt sich die Übersäuerung vor allem in Cellulitisbildung, Haarverlust ist oft erst im hohen Alter zu beobachten.

Natürlich werden auch Bodylotions angeboten, die versprechen, die Orangenhaut zu reduzieren. Jedoch besitzt im schlimmsten Fall die Anti-Cellulite-Creme Silikone, um ein glattes Hautrelief zu simulieren. Aber das hatten wir ja schon: Die Haut wird durch diese Stoffe zugesetzt. Sind Paraffine in dem Produkt enthalten, können weitere Unterlagerungen in der Haut entstehen. Langfristig verstärkt das die Cellulitis sogar.

Mir ist allerdings bisher kein effektives Rezept bekannt, ausser dass die Haut zur Verringerung der Cellulitis durchblutet und basisch entschlackt werden muss. Ich bin und bleibe kritisch gegenüber diesen Produkten.

Übersäuerung (Azidose)

Eine Übersäuerung des Körpers führt dazu, dass sich die pH-Werte der Flüssigkeiten im Körper verändern. Darunter leidet letztlich der gesamte Stoffwechsel. Viele Stoffwechselfunktionen werden in einem sauren Milieu (pH-Wert unter 7) unterbunden. Ein gesunder Organismus benötigt zum überwiegenden Teil basische ph-Werte (Wert über 7). Schätzungen zufolge sind etwa 80 Prozent aller Europäer übersäuert. Das körpereigene Sicherungssystem nutzt seine

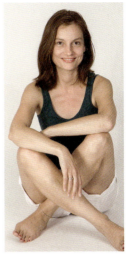

Frauen leben im Durchschnitt etwa sieben Jahre länger als Männer.

Haarpraxis-Tipp: Test – brauchen Sie zusätzliche Nährstoffe?

Wenn Sie die nachfolgenden Punkte mit Ja beantworten können, brauchen Sie sicher keine ergänzenden Nährstoffe. Sollte aber nur ein Punkt mit Nein beantwortet werden, sollten Sie Ihre Ernährung mit zusätzlichen Nährstoffen ergänzen.

- ☐ Sie ernähren sich von biologischen Produkten, essen abwechslungsreich, kochen täglich selber frisch und Nährstoffe schonend.
- ☐ Sie haben keine Heißhungerattacken auf Süßigkeiten und/oder Junk-Food.
- ☐ Sie haben Stress im Griff.
- ☐ Ihr Darm funktioniert bestens. Alle wichtigen Darmbakterien sind darin vorhanden und Sie erneuern diese von Zeit zu Zeit.
- ☐ Sie rauchen nicht und trinken fast keinen Alkohol.
- ☐ Sie führen regelmäßig Entsäuerungskuren durch.

Wichtig zu wissen:

Meine Beobachtung: Wenn Sie vermehrt Wasser trinken, Kaffee reduzieren und noch zusätzlich die Kopfhaut bürsten, werden die Haare an den Geheimratsecken plötzlich wieder dichter und länger. So einfach kann das sein.

Ausleitungsorgane, um die täglich anfallenden Säuren in neutralisierter Form – als neutrale Salze – wieder auszuscheiden. Zu den Ausleitungsorganen zählen die Lunge, die Nieren, der Darm und die Haut.

Für die Entsäuerung benötigt der Körper eine ausreichende Menge an Mineralstoffen, nachstehend Basen genannt. Basen sind in der Lage, die Säuren zu neutralisieren, damit diese den Organen nicht schaden. Erhält der Organismus über die Nahrungszufuhr zu wenig basische Stoffe, entnimmt er die benötigte Menge seinen eigenen Basendepots. Hierzu zählen: Bindegewebe, Fingernagelboden, Knochen, Knorpel, Sehnen, Zähne und Haarboden.

Die Säuren, die täglich bei einer Übersäuerung auf den Organismus einwirken, kann der Körper aufgrund der anfallenden Menge nicht komplett ausscheiden. Sie werden als sogenannte saure Stoffwechselschlacken im Bindegewebe eingelagert. Auf diese Weise übersäuert der Körper zunehmend. Jedes Übermaß, zudem noch auf Dauer, ist natürlich schädlich für den Stoffwechsel. Hier ein kleiner Einblick in die Vielfalt unserer sauren Körperchemie:

Haarpraxis-Tipp: Cellulitis vorbeugen

Frauen können einer Säureflut und Cellulitisbildung vorbeugen, indem sie:

- So säurearm wie möglich leben und sich von Zeit zu Zeit Entschlackungskuren gönnen.
- Auf ausreichende Mineralienzufuhr (Spirulina) achten, aber eventuell auch mal Basengetränke einnehmen.
- Basensalzbäder nehmen, denn diese können die Säuren aus dem Bindegewebe ziehen. Wichtig ist, dass Sie recht lange, bis zu 60 Minuten, im warmen Basenbad verweilen und dabei vorsichtig die Orangenhaut mit einer Bürste massieren.
- Eine erfahrene Kosmetikerin aufsuchen, die sich mit Lymphdrainagen und Algenpackungen gut auskennt. Diese Kombination kann Wunder wirken.

Algen wirken entsäuernd und mineralisieren gleichzeitig die Haut. Durch die Lymphdrainage können altes Gewebswasser und Schlackenansammlungen aus der Bindehaut hinaus gepumpt und endlich verstoffwechselt werden. Ich sah einmal ein Resultat, bei dem nach der ersten Behandlung der Oberschenkelumfang um einen Zentimeter geringer war.

Harnsäure ist an der Entstehung von Gicht beteiligt, durch abgelagerte kristallisierte Harnsäure in Gelenken, Knorpeln und Geweben wie der Kopfhaut. Zuviel Harnsäure kann durch übermäßigen Verzehr von tierischen Proteinen, wie Fleisch und Milchprodukten entstehen. Auch durch hohen Alkohol- und Kaffeekonsum. Kaffee wirkt beispielsweise harntreibend. In Verbindung mit geringem Wasserkonsum können leicht überschüssige Harnsäuren entstehen, die sich dann im Körper ablagern. Gerne lagern sich dann die Überschüsse als kleine Salzkristalle (Natriummurat) unter der Kopfhaut ab – vor allem vermehrt im Bereich der Nierenzone, die man auch als Geheimratsecken bezeichnet. Diese Harnkristalle bleiben unter der Kopfhaut und belasten diese spezielle Zone, wenn sie übers Schwitzen durch die Poren dringen. Vermischen sich Schweiß und Harnkristalle, kann das zu Juckreiz und Brennen führen! Auf Dauer werden dabei die Haarwurzeln am Haaransatz und den Geheimratsecken zerstört oder bleiben als kleine Stoppeln.

Oxalsäure schädigt Nieren, vermindert Calcium, hemmt die Eisenaufnahme. Enthalten in schwarzem Tee, Kakao, Schokolade und Rhabarber.

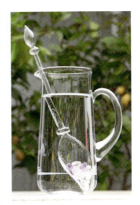

Faustregel: Jede halbe Stunde vier Schlucke Wasser trinken.

Weitere Säuren und wodurch sie entstehen:

Säuren	Entstehung
Essigsäure	Zucker
Milchsäure	Sport und Fitness
Schwefelsäure	Schweinefleisch, Käse
Salpetersäure	Schweinefleisch, Käse
Acetylsalizylsäure	Schmerztabletten
Gerb-/Chlorogensäure	Kaffee, Schwarztee
Nikotinsäure	Zigaretten
Kohlensäure	Getränke
Phosphorsäure	Getränke
Salzsäure	Stress, Angst, Ärger

Diese Säuren sind nur durch Mineralien (Basen) abzupuffern und zu neutralisieren. Werden diese Basen nicht zugeführt, plündert der Körper die Mineraldepots. Zunächst dort, wo es dem Körper am wenigstens weh tut: aus der Haut, den Haaren und Fingernägeln.

🔴
Wichtig zu wissen:

Zucker, Alkohol, Nikotin, Cola-Getränke, Kaffee, einfache kurzkettige Kohlehydrate, zu viele tierische Proteine und Milchprodukte lösen im Körper einen Gärungsprozess aus und übersäuern ihn somit. Stress und Ängste übersäuern zusätzlich. Einseitige Ernährung und ständige Übersäuerung können dazu führen, dass es dem Körper an Mineralien mangelt. Dann muss er seine Reserven angreifen. Er plündert seine eigenen Vorräte, um im lebenswichtigen pH-Wert zu bleiben. So entsteht Raubbau.

Sind jedoch im Blut genügend Nährstoffe vorhanden, etwa durch entsprechende Nahrungs-Ergänzungen, kann der Körper im Bedarfsfall darauf zurückgreifen. Die körpereigenen Reserven bleiben erhalten. Die Haarwurzeln werden nicht angegriffen, das Haar bleibt erhalten.

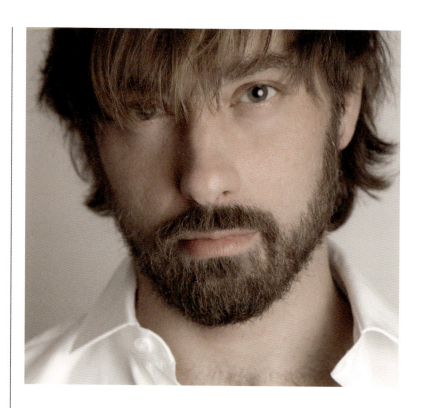

3. Verspannte, schlaffe und verschlackte Kopfhaut – Spannungshaarausfall

Starke Anspannung und Stress gehen häufig mit Verspannungen einher. Vor allem in der Muskulatur der Nacken- und Schulterpartien. Diese Spannungen können sich bis in die Kopfhaut ziehen und diese regelrecht blockieren. Die Kopfhaut wirkt dann hart und lässt sich fast nicht verschieben. Auch sieht sie weiß bis gräulich aus, weil die Durchblutung nicht richtig funktioniert. Manch einer ist dadurch berührungsempfindlich auf der Kopfhaut.

Machen Sie den Test: Legen Sie beide Hände ganz auf Ihren Oberkopf und nun verschieben Sie Ihre Kopfhaut einmal vorsichtig in alle Richtungen. Geht das gut? Oder kaum oder vielleicht schon fast zu viel? Wie die Körperhaut unterliegt auch die Kopfhaut einer natürlichen Spannung. Lässt sich die Kopfhaut wenig bis gar nicht verschieben, deutet das auf Verspannung hin.

Lässt sich die Kopfhaut dagegen beinahe schon zu viel verschieben, weist das für mich auf gar keine Spannung hin. Auch hier ist viel zu wenig Durchblutung in den obersten Kopfhautbereichen. Die unzureichende Durchblutung kann letztlich zu Haarausfall führen, da die Nährstoffversorgung der Haarwurzeln behindert ist.

Verschlackte Kopfhaut

Auch Ablagerungen von Schlackenstoffen in der Kopfhaut können zu Spannungen führen. Die abgelagerten Gifte und Schlacken, wie nicht verstoffwechselte Säurereste, lagern sich dann in den Kapillargefäßen und dem Bindegewebe der Kopfhaut ab. Es entsteht somit Druck und Stau in der Kopfhaut.

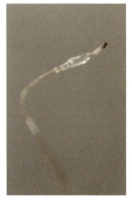

Haar mit Wurzel aus verschlackter Kopfhaut

Test: Ziehen Sie sich ein Haar aus und schauen Sie sich den weißen Pfropfen an, der vermeintlich als Wurzel diagnostiziert wird. Tatsächlich sind es Zellreste, die am Haarbalg hängen. Die Haarwurzel verbleibt in der Kopfhaut wie ein Samenkorn und bildet nach dem Haarausfall ein neues Haar. Die verklebten Zellreste ähneln im Aussehen einem Wattestäbchen. Je größer dieser Zellklumpen ist, desto mehr Schlackenstoffe hängen daran.

Es sind teilweise Säure-Proteinreste und Giftstoffe, also Stoffwechselmüll – zum anderen Ablagerungen der Haarpflegeprodukte, zum Beispiel Silikone, Fruchtwachse, Paraffine etc.. Gemeinsam verschließen diese Haarboden und Kopfhautporen und behindern die Kopfhaut so in ihrer Entgiftung. Die Kopfhaut kann dadurch gelblich aussehen. Im schlimmsten Fall drückt und brennt sie.

An den Stellen, wo sich die Schlackenstoffe vermehrt befinden, ist sie oft gerötet und kann schmerzen, da die Kapillargefäße nach außen gedrückt werden. Sind die Lymphgefäße ebenfalls verschlackt, kann die Kopfhaut sogar leicht grünlich wirken. Dazu können Pickel und Unreinheiten auf der Stirn auftreten.

Die Entschlackungswäsche oder Entschlackungsmassage

Gegen die Verschlackung wirkt eine spezielle Massage bzw. Entschlackungswäsche.

Machen Sie Ihre Haare nass, tragen Sie das Shampoo auf die Kopfhaut auf.
Bei der Entschlackungswäsche massieren Sie immer vom höchsten Punkt des Schädels (Vorderkopf Haaransatz Stirn, Ober- und Hinterkopf) zu den Lymphgefäßen (a, b, c) an Ohren und Hals.
Setzen Sie nun mit den Fingerkuppen am vorderen Haaransatz an und beginnen mit oval-kreisenden Bewegungen und leichtem Druck in den Fingern nach unten zu waschen.

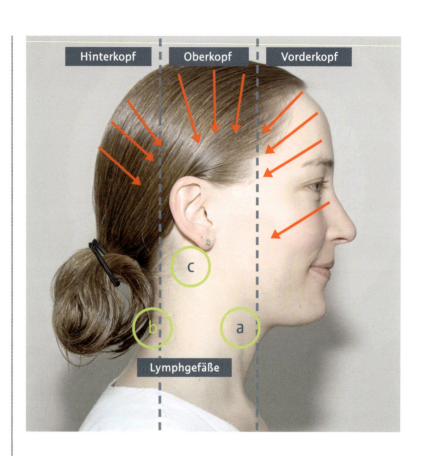

Haarpraxis-Tipp: Aktivieren Sie Ihre Lymphe

Bevor Sie die oben beschriebene Entschlackungswäsche starten, bietet es sich an, die Lymphe zu aktivieren. Denn die Lymphe kann die Ablagerungen aufnehmen und diese über den Körper entsorgen. So funktioniert es: Bevor Sie in die Dusche zum Haarewaschen steigen, aktivieren Sie die Lymphgefäße seitlich am Hals, im Nacken und hinter den Ohren (a, b, c) mit den Fingern. Dazu üben Sie circa vier- bis fünfmal eine leichte Pump-Bewegung aus. Umschließen Sie anschließend mit beiden Handinnenflächen Ihren Kopf und verschieben Sie die Kopfhaut in kreisenden

INNEN | 95

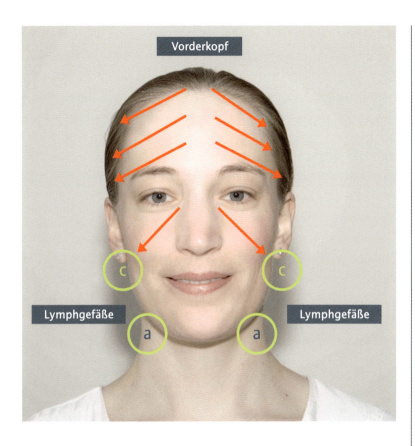

So waschen Sie nun jede Zone des Kopfes drei- bis viermal bis zu den Halslymphen. Sie können gerne die Stirn und das Gesicht mit einbeziehen und ebenfalls zum Hals hin ausstreichen.
Nutzen Sie dabei auch den Massagestrahl des Duschkopfes aus.

Natürlich können Sie diese Massage auch im Trockenen machen. Es kann passieren, dass Sie etwa 20 Minuten später Harndrang verspüren, da Sie den Körper zur Entgiftung angeregt haben.
Bei einer starken Verschlackung können nach einigen Tagen Unreinheiten auf der Stirn entstehen.

Bewegungen circa 10 bis 15 Sekunden lang.
So lockern Sie das Bindegewebe der Kopfhaut für die anschließende Entschlackungswäsche.
Am günstigsten wirkt sich diese Massage im Stehen oder Sitzen aus. Den Prozess können Sie auch durch Visualisieren unterstützen, indem Sie sich vorstellen, wie Sie alles Belastende und Überflüssige wegmassieren.

4. Absetzen der Anti-Baby-Pille

Nach Absetzen von oralen Kontrazeptiva (Anti-Baby-Pille) kann der Östrogenspiegel absinken. Das kann den plötzlichen Übertritt von Haaren im Wachstumsstadium in das Ruhe- und Ausfallsstadium bewirken. Verstärkter Haarausfall, meist über mehrere Wochen, ist die Folge. Ich konnte mehrfach beobachten, dass es auch ohne Therapie zur Normalisierung und einem Nachwachsen der verlorenen Haare kam. Es kann sich allerdings bis zu einem Jahr hinziehen, bis die Hormone wieder in der Balance sind.

Ich kenne einen Fall, bei dem eine junge Frau nach circa zehn Jahren die Pille abgesetzt hat, weil sie sich Kinder wünschte. Sie litt dann unter massivem Haarausfall und unreiner Haut. Sie entschied sich daraufhin, Soja-Isoflavone (Phyto-Östrogene) einzunehmen. Nach drei Monaten wuchsen die Haare komplett nach und die Haut sah wieder rein aus.

Haarpraxis-Tipp: Verspannungen behandeln

Verspannungen sind einfach zu behandeln und schnell zu bessern.
Rücken- und Nackenmassagen können die verspannte Muskulatur im Kopfbereich lockern. Dann ist es angebracht, vorsichtig die ganzen Handflächen auf die Kopfhaut zu legen, bis Wärme entsteht. Verschieben Sie die Kopfhaut ganzflächig und sehr vorsichtig. Auch können Sie mit einer weichen(!) Bürste vorsichtig die Kopfhaut bürsten.
Sie werden spüren, dass es mit jedem Tag leichter wird, die Kopfhaut zu verschieben und zu massieren.
Außerdem sollten Sie der Ursache für die Verspannungen auf den Grund gehen, beispielsweise auf bestimmte Gefühle und innere Haltungen achten, die mit solchen Verspannungszuständen einhergehen oder diesen vorausgehen.
Oftmals lassen sich Verspannungen, wenn sie im Aufbau begriffen sind, noch entschärfen, beispielsweise durch geeignete Lockerungsübungen, Bewegung, Atmung und Wahrnehmen der Gefühlslage.

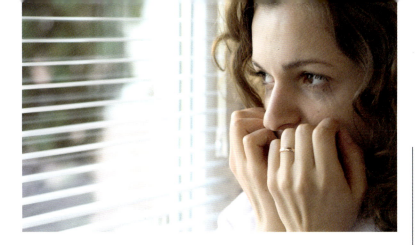

5. Hormonelle Dysbalance

Bei Frauen habe ich häufig beobachtet, dass hormonelle Veränderungen sich als trockenes Haar bemerkbar machen. Ist die hormonelle Balance wieder hergestellt, ist das Problem ganz schnell behoben. Die Haare glänzen wieder und sehen „satt" aus. Beim so genannten androgenetischen Haarausfall liegt ein hormonelles Ungleichgewicht zugunsten von Testosteron vor, also dem wichtigsten männlichen Hormon. Diese Art von Haarverlust macht sich durch eine Lichtung des Oberkopfes und vor allem durch fortgeschrittene Geheimratsecken bemerkbar. Vorzeichen sind oft Kopfhautschuppen, juckende Kopfhaut sowie Unreinheiten im Gesicht oder auf dem Rücken. Dieses Ungleichgewicht kann mit Östrogengaben ausgeglichen werden. Es verdrängt, bzw. überschwemmt bei den Frauen das männliche Hormon. Ich kenne sehr viele Fälle, in denen sowohl junge als auch Frauen in den Wechseljahren, sich dafür entscheiden, die Pille oder andere östrogenhaltige Medikamente aus kosmetischen Gründen einzunehmen. Denn unter Östrogenen werden Haut, Haare und Fingernägel einfach wieder schön, voll, glänzend und fest. Haben Sie schon einmal eine Frau bewundert, die sich in den letzten Wochen oder Tagen ihrer Schwangerschaft befindet. Sie ist im Hormonrausch. Oft scheint es, als ob die Haare sich verdoppelt haben. Der Glanz und die Festigkeit der Haare sind enorm. Eine andere Brücke bis zur eigenen Hormonproduktion können Phyto-Östrogene bilden. Eine meiner Kundinnen, die schon mit 44 Jahren in die Wechseljahre kam, konnte durch den Verzehr von Sojaprodukten, also Sojajoghurt, Sojamilch, etc. ihre Wechseljahrsbeschwerden mildern.

Wichtig zu wissen:

Männer und Frauen haben generell beide Hormone, Östrogen und Testosteron. Östrogen gilt als das weibliche Schönheitshormon schlechthin: Sowohl die Haut als auch die Haarqualität sind eindeutig Östrogen gesteuert. Die Haut gewinnt eine pralle, feste und elastische Erscheinung, die Haare werden voll, satt und glänzend. Testosteron regt unter anderem die Libido und das Muskelwachstum an und fördert den Haarwuchs. Zuviel Testosteron bewirkt jedoch das Gegenteil. Wie alle Hormone wird auch Testosteron durch Enzyme ab- und umgebaut. Dabei entsteht unter anderem das Hormon Dihydrotestosteron (DHT) – ein Abbauprodukt von Testosteron. Dieses greift die Haarwurzel an. Die Folge ist Haarausfall.

Wichtig zu wissen:

Der Mensch entgiftet zu einem großen Teil über die Kopfhaut. Bei kleinen Kindern lässt sich das noch sehr gut beobachten, denn sie schwitzen nach intensivem Spiel besonders am Oberkopf.

6. Ende der Schwangerschaft

Etwa drei Monate nach der Geburt eines Kindes berichten viele Mütter von Haarausfall. Im Fachjargon nennt man diese Erscheinung postpartales Effluvium. Das hängt mit dem rapiden Absinken des Östrogenspiegels nach der Geburt zusammen, ähnlich wie beim Absetzen der Pille. Die körpereigenen Testosterone überwiegen dann. Dadurch werden die Haare vom Wachstumsstadium plötzlich in das Ruhe- und Ausfallstadium gedrängt. Diese Haare fallen dann zwei bis drei Monate später aus. In den meisten Fällen wachsen die ausgefallenen Haare nach einigen Wochen bis zu Monaten nach. Ich habe auch schon erlebt, dass der ganze Prozess bis zu zwei Jahre andauern kann, bis sich die Östrogene wieder normalisieren und der Haarverlust damit zum Stillstand kommt.

In Fällen von massivem Haarausfall kann zum Beispiel eine Mesotherapie Besserung bewirken. Diese Therapie ist vor allem in der Stillzeit ideal, da sie keine Auswirkungen auf das Kind hat (s. auch Abschnitt Mesotherapie). Bei längerer Fortdauer oder erneut auftretendem Haarausfall sollte der Dermatologe abklären, ob eine von der Schwangerschaft unabhängige Form des Haarausfalls wie zum Beispiel Alopecia androgenetica oder Alopecia areata vorliegt. Hier empfehle ich Ihnen, immer einen Dermatologen aufzusuchen, dessen Fachgebiet Haarprobleme sind.

Haarpraxis-Tipp: Kraft- und Mineralstoffquelle

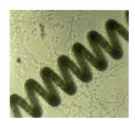

Spirulina-Algen sind sowohl in der Schwangerschaft als auch während der Stillzeit eine hervorragende Kraft- und Mineralstoffquelle. In dieser Zeit besteht ein doppelter Nährstoffbedarf. Spirulina ist als natürliche Nahrungsergänzung auch insofern optimal, da es die Eisenwerte stabilisiert und schnell Energie zuführt.

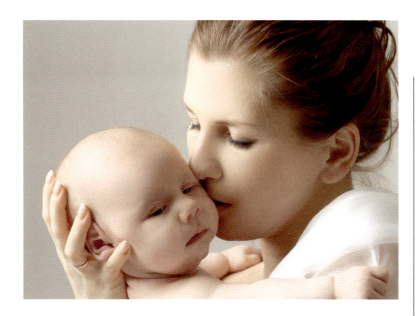

Spätestens nach dem Abstillen wachsen die ausgefallenen Haare wieder nach.

7. Schilddrüsen-Dysfunktion

Die Schilddrüse produziert sozusagen unsere Stimmungsmacher, die Hormone Trijodthyronin und Thyroxin. Sie reguliert auch wichtige Funktionen unseres Stoffwechsels und die Funktion fast all unserer Organe, beispielsweise den Kalziumstoffwechsel, die Herzfrequenz und den Blutdruck. Ich habe bei einigen Kundinnen erlebt, dass sie starken Haarausfall durch Schilddrüsen-Fehlfunktionen hatten.

Es gibt zwei Grundformen der Schilddrüsen-Anomalien, nämlich die Unter- und die Überfunktion. Bei der Unterfunktion bildet die Schilddrüse weniger oder keine Hormone mehr. Alle Funktionen der Organe laufen viel langsamer ab. Man wird schneller müde und es kann einem kalt sein. Die Haut wirkt trockener und die Haare recht stumpf und brüchig. Das Haar wird im Durchmesser dünner. Bei Fehlfunktionen der Schilddrüse können die Wachstumsphasen der Haare verkürzt und die Erholungsphasen verlängert sein, was auch zu diffusem Haarausfall im Bereich des Kopfes führen kann.

Bei der Überfunktion laufen alle Prozesse im Körper viel schneller ab. Man wird sehr unruhig und hat mitunter Herzrasen. Man verliert Gewicht, weil der Stoffwechsel schneller abläuft. Aber auch das

Haarwachstum ist beschleunigt, was die Kopfhaare dann dünner und bruchanfälliger werden lässt. Oft wachsen die Haare über eine bestimmte Länge nicht hinaus, weil sie früher die Endphase (Telogenphase) erreichen.

Die Diagnose erfolgt durch die Untersuchung der Kopfhaut und die Kontrolle der Schilddrüsen-Funktion. In dem Moment, in dem meine Kundinnen durch das richtige Hormon wieder eingestellt waren, war das Problem sofort(!) gelöst.

Hier ist immer ein erfahrener Arzt als Begleiter gefragt, denn jede verordnete Dosis Schilddrüsen-Hormone muss genau auf den Patienten abgestimmt sein. Kleinste Schwankungen im Mikrogrammbereich können die Fehlfunktion stoppen oder verstärken.

8. Kopfhautpilze

In den meisten Fällen beginnt der Hefepilz (Microsporum Canis) mit einer ekzemartigen Hautveränderung: Im ersten Teil des Buches im Kapitel AUSSEN (Häufigste Gründe für Schuppen) bin ich bereits auf Entstehung und Behandlung von Kopfhautpilzen eingegangen. Deshalb an dieser Stelle noch einmal die wichtigsten Fakten in Kürze.

Ob ein Hefepilz vorliegt, kann nur der Dermatologe mittels eines Abstrichs der ungewaschenen (!) Kopfhaut herausfinden. In der Behandlung von Kopfhautpilzen ist ein antimykotisches Shampoo das Mittel der Wahl.

Bitte reinigen Sie auch Ihre Haarbürste und Ihren Kamm täglich mit diesem medizinischen Shampoo, damit sich auch hier keine Pilze festsetzen. Grundsätzlich sollten Sie nach dem Waschen der Haare zumindest die Kopfhaut trocken föhnen. Denn auf trockenem Milieu haben die Pilze es schwerer, sich anzusiedeln.

9. Darmpilze

Ist von Darmpilzen die Rede, ist meist ein großer Vertreter gemeint: Der Candida albicans. Er verursacht viele unterschiedliche Symptome:

- **Durchfälle**. Sie können zu mineralischen Verlusten führen und bilden damit eine Unterversorgung des Körpers und der Haare.
- **Verstopfungen/Blähungen**. Sie wirken vergiftend, da Stuhlgang seltener erfolgt. Blähungsgase gehen in die Blutbahn, diese ermüden und vergiften uns zusätzlich.
- **Unterzuckerung**. Sie führt zu Flirren vor den Augen, Müdigkeit und Konzentrationsschwäche und verleitet meist zum übermäßigen Verzehr von Süßem und stark kohlehydrathaltigen Speisen. Durch diese entstehen Gärungsprozesse im Körper, Übersäuerung droht. Der Darmpilz hat dadurch leichtes Spiel, da die Säuren sein Milieu erst erschaffen. Ein böser Kreislauf beginnt...
- **Haarausfall**. Er ist durch die oben genannten Erscheinungen eine drastisch eintretende Folgeerscheinung. Die Kopfhaut fettet stärker, das Haar wird stumpf, brüchig, aber auch die Haut reagiert mit Unreinheiten bis hin zu Entzündungen.

Hilfe bei Pilzbefall mit Candida albicans

Zunächst muss eine sichere Diagnosestellung des Candida-Pilzes durch eine Stuhlanalyse erfolgen. Im Falle eines Candida-Befalls kann die folgende Darmentgiftung und -sanierung von mehreren Monaten bis zu einem Jahr dauern. Manchmal sind dafür zwei bis drei Anläufe vonnöten, vor allem, wenn der Pilz sich schon tiefer eingenistet hat, im schlimmsten Fall schon Organe befallen sind. Der Pilz ist nämlich in der Lage, sich durch die Darmwände zu bohren und in die Blutbahnen zu gelangen. Viele Ärzte geben in so einem Fall ein Antimykotikum (Nystatin) und verordnen zudem für mehrere Monate eine strikte Diät, die Zucker, Hefe und Kohlehydrate

Wichtig zu wissen:

Kopfhautpilze können ein Zeichen für Pilze im Darm sein. Daher ist es empfehlenswert, sich innerlich von einem erfahrenen Arzt oder Heilpraktiker behandeln zu lassen. Diese Fachkräfte sollten ihren Behandlungsschwerpunkt im Bereich Darmentgiftung und -sanierung haben. So manche Darmsanierung greift nämlich nicht im ersten Versuch und benötigt mehrere Anläufe. Manchmal ist auch eine Ernährungsumstellung erforderlich, zumindest kurzfristig.

Wichtig zu wissen:

Bei einem vorhandenen Darmpilz Candida albicans müssen zur Entgiftung und Heilung mehrere „Strippen" in der Therapie gezogen werden. Hier kommt es auf die Erfahrung und Erfolge des behandelnden Naturarztes oder Heilpraktikers an. Möglich sind die Kombinationen entsprechender Naturheilmittel, homöopathische Substanzen, Algenkuren, natürliche oder auch chemische Antibiotika, Ernährungsumstellung, Fasten, Darmwäsche und Symbioselenkung. In meinem Werdegang (ab Seite 167) können Sie von meinen „verstörten" Händen und der Genesung durch eine spätere Darmsanierung lesen.

ausspart, um den Pilz förmlich auszuhungern. Das Augenmerk der weiteren Behandlung ist die Ursachenforschung, warum sich der Pilz im Darm angesiedelt hat.

In der Natur kommen Pilze immer dort vor, wo Schwermetalle vorzufinden sind. Sie halten förmlich die Umgebung „sauber", weil sie die Metallteilchen binden und damit ein Übergreifen auf andere Zonen verhindern, wo sie noch mehr Schaden anrichten können. Deshalb sollte die körpereigene Metallbelastung überprüft werden. Diese kann zum Beispiel von alten Amalgamfüllungen herrühren, aber auch aus der Umwelt. Wird der Candida-Pilz aber lediglich chemisch vernichtet und dazu noch ausgehungert, können die Schwermetalle sich im Körper ausbreiten, im schlimmsten Fall zu Nerven- und Gewebeschäden führen.

Die Haarmineralanalyse kommt einer Schwermetallbelastung schnell auf die Spur

Für eine Haarmineralanalyse werden wenige Haare entnommen und an ein spezielles Labor geschickt. Die Haare müssen unbehandelt, also nicht etwa chemisch gefärbt sein.

Ein Haar wächst circa einen Zentimeter im Monat und beinhaltet als Speicherorgan den konzentrierten und vollständigen Stoffwechsel des letzten Monats. Alles, was sie zu sich genommen haben, Nahrung, Medikamente, Emissionen aus der Luft und eben Metalle, sind darin nachweisbar. Die eingeschickten Haare werden als Atome unter einem Massenspektrometer ionisiert und analysiert.

Es ist möglich, bis zu 60 Stoffe nachzuweisen. Je mehr Mineralien und Schadstoffe das Labor feststellen kann, umso besser. Bestimmte Kombinationen von Metallen, aber auch Mineralien weisen dann auf Organtätigkeiten, Stoffwechseltypen und mögliche Krankheitsbilder hin. Diese müssen noch nicht manifest sein, können aber irgendwann eintreten.

Unser Darm ist mit rund 100 Billionen Darmbakterien besiedelt. Diese Bakterien helfen bei der Verdauung und Verstoffwechselung der Nahrung. Schon eine Antibiotika-Gabe kann diese Bakterien vollkommen zerstören. Das kann verschiedenen Darmpilzen und Parasiten den Boden bereiten. Von Seiten der Schulmedizin wird nach einer Behandlung mit Antibiotika oft nicht mehr verordnet, als Joghurt zu essen, um die Darmbakterien zu regenerieren. Im Falle einer Laktoseintoleranz (Milchunverträglichkeit) kann das fatale Wirkung haben. Besser ist, direkt im Anschluss an die Genesung eine Symbioselenkung einzuleiten, also die wichtigen Darmbakterien wieder aufzunehmen, damit diese sich im Darm sofort wieder ansiedeln. Damit lässt sich die Irritation des Darms beheben und das Immunsystem wieder in Balance bringen.

Erfahrene Naturheilkundler können den Zustand des Darms über Stuhlproben untersuchen. In manchen Fällen muss der Darm sogar zunächst ausgewaschen werden (Colon-Hydro-Therapie). Denn die Darmzotten können noch durch alte Kotreste (Restbestände bis zur Kindheit zurück) verklebt sein. Diese können eine latente Selbstvergiftung über die Jahre bewirken und der Darm kann weniger Nährstoffe aufnehmen, weil er „zu" ist.

Eine Symbioselenkung kann die Darmflora wieder in Balance bringen. Wenn der Darm dann wieder korrekt arbeitet, kann es sinnvoll sein, zweimal im Jahr zusätzlich Darmbakterien einzunehmen. Probiotische Drinks sind dafür aber nicht geeignet, wenn sie Zucker enthalten! Darmpilze lieben Zucker und vermehren sich durch den sauren ph-Wert leichter!

Fragen Sie einen naturheilkundlich erfahrenen Arzt, Heilpraktiker oder Apotheker nach empfehlenswerten medizinischen Symbiosemitteln.

Wichtig zu wissen:

In der chinesischen Medizin wird der Darm als zweite Haut angesehen und die Darmgesundheit spiegelt sich unmittelbar auf unserer Haut wider. Forscher fanden heraus, dass wir mehr Nervenzellen im Darm haben, als im Rückenmark, nämlich etwa 100 Millionen. Darum spricht man in Fachkreisen mittlerweile sogar von einem Bauchhirn und geht davon aus, dass Gefühlsregungen dort ihren Ursprung haben. Das sprichwörtliche „Bauchgefühl" wird durch diese Erkenntnis bestätigt. Viele Vorgänge im Darm laufen vom Gehirn unabhängig ab. Während die Hautpflege für uns selbstverständlich ist, kümmern wir uns selten um die regelmäßige Pflege des Darms. Nur die Naturheilkundler sehen und behandeln den Zusammenhang zwischen Darm, Haut und Immunsystem.

10. Falsche chemisch-synthetische Behandlungen beim Friseur

In den letzten Jahren haben sich vor Gericht die Klagen gegen Friseure wegen Körperverletzung durch chemisch zerstörte Haare gehäuft. Es scheint, dass Kunden es immer weniger hinnehmen, auf dem eigenen Kopf „verhunzt" zu werden. Als grobe Eingriffe und Verletzungen am Körper bezeichnet man, wenn
• das Haar plötzlich durch überblondierte Strähnen abbricht
• die Kopfhaut nach dem Haarfärben schmerzt und sich darauf Pusteln bilden
• eine Haarfarbe fleckig geworden ist und nicht wie geplant aussieht
• die Frisur plötzlich fünf Zentimeter kürzer wurde als gewünscht.

Solche Fehlergebnisse durch Friseurarbeit beeinträchtigen natürlich das Wohlbefinden und Selbstwertgefühl des betroffenen Kunden, zumal die Mitmenschen mitunter grausam mit Kommentaren sein können. Wenn die Haare vollkommen zerstört sind und die Kopfhaut verätzt ist, haben Sie das Recht auf Entschädigung. Es kann sicher immer mal etwas schief gehen, denn das Friseurwerk ist ein Handwerk. Doch wenn der Schaden nach Ihrem Ermessen groß ist, müssen Sie gleich noch in der ersten Woche nach dem Friseurbesuch Fotos von Haar- und Hautschäden machen. Sprechen Sie mit dem Friseur, der Sie bedient hat, ebenso mit dem Geschäftsinhaber. Es ist auf jeden Fall angebracht, dass Sie den Preis der Haarbehandlung erstattet bekommen und die nächsten Besuche in dem Geschäft kostenlos sind, bis sich Ihr Haar wieder erholt hat – natürlich nur, sofern Sie noch das Vertrauen in den Friseur und seine Kunst besitzen. Sollten Sie hier keine Einigung erzielen, rufen Sie die Friseurinnung an und schildern Ihren Fall. Dort können Ihnen Gutachter empfohlen werden, die sich Ihre Haare und Kopfhaut anschauen: Vorher noch einmal Fotos davon machen, damit Sie die nötigen Beweise für eine Klage auf Schadensersatz haben.

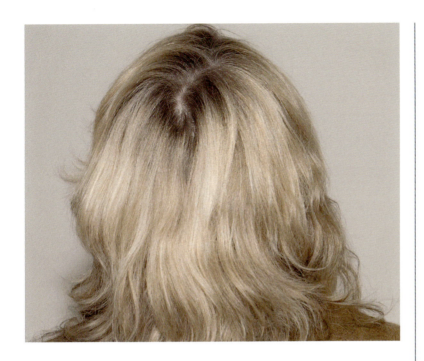

Dunkler Haaransatz, trockene Spitzen: Sieht so etwa gesundes Haar aus?

Mehr Zeit für den Kunden – mehr Zufriedenheit

Doch warum passiert dem Friseur überhaupt so ein „Unfall"? Er ist doch der Spezialist und falls er dazu noch die Meisterprüfung abgelegt hat, dürften doch eigentlich Haarbruch und Kopfhautschaden auszuschließen sein.

Wie schon erwähnt, Friseurwerk ist ein Handwerk! Das entschuldigt meiner Meinung aber nicht die Unkonzentriertheit im Umgang mit chemischen Prozessen. Beispielsweise, dass der Kunde mit Chemie auf dem Kopf länger warten muss, weil sein Friseur noch einen anderen Haarschnitt dazwischen geschoben hat. Es ist weiterhin nicht entschuldbar, dass unerfahrene Auszubildende mit der weiterführenden Behandlung der chemischen Haarveränderung des Kunden alleine gelassen werden. Oder dass viele Hände irgendetwas auf Ihrem Kopf verrichten, ohne dass alle Beteiligten vorher richtig instruiert wurden. Es hat schon seinen Grund, warum bei den gro-

Wichtig zu wissen:

Ein gesundes, unbehandeltes Haar ist flexibel, glänzt und speichert Feuchtigkeit. Dehnt man ein gesundes Haar im nassen Zustand, zieht es sich in die ursprüngliche Länge zurück. Blondiertes Haar ist im nassen Zustand wie ein poröses Gummiband. Wird solch ein Haar gedehnt, zieht es sich nur zur Hälfte wieder zurück. Beim nächsten Waschen und Auskämmen könnte es sich noch etwas weiter ausdehnen und eventuell danach reißen.

ßen führenden Friseuren wie Vidal Sasson und Jaques Dessange Haartechniker abgestellt werden, die sich nur um die chemischen Veränderungen kümmern und nicht noch einen Haarschnitt in der Einwirkzeit hinein quetschen. Damit es keine Informationslücken gibt und um Fehler am Kunden zu vermeiden, bespricht der Stylist vorher alles zusammen mit den Assistenten.

Wenn die kleinen Friseurläden sich etwas mehr Zeit und Muße für jeden einzelnen Kunden nehmen würden, wären viele Ergebnisse sicher besser. Fehler würden vermieden und die Kunden nicht gefrustet von Friseur zu Friseur pilgern.

Leider folgen meiner Meinung nach auch viele Friseure bedingungslos den Vorgaben und Werbeaussagen chemisch produzierender Firmen. Das äußert sich insbesondere in einseitigem plakativem Denken und dem Überstülpen von Einheitsfrisuren und -farben über die höchst individuellen Köpfe der Kunden. Das Ganze geschieht in Rekordzeiten, weil Zeit- und Umsatzdruck die Arbeitsweise bestimmen.

Strähnen sollten Strähnen bleiben

Frauen mit blond gefärbten Strähnen werden mit der Zeit immer blonder, so dass es irgendwann einheitlich wirkt. Das Haar ist dann nicht mehr gesträhnt, sondern im Ganzen gefärbt und ist somit komplett geschädigt. Hier müsste der Friseur sich die Zeit nehmen und versuchen, nur die schon vorhandenen Strähnen und auch nur am Ansatz nachzuzeichnen. Die Farbe oder Blondierung darf nur auf die Haaransätze gestrichen werden und nicht auf die ganze Strähne.

Die meisten Haare können einen chemischen Prozess gut verkraften, einen zweiten dann leider schon nicht mehr. Durch das mehrmalige Einstreichen der Haare mit der Blondierung entstehen Flecken und dadurch Bruchstellen. Das Haar wird immer poröser und vor allem heller.

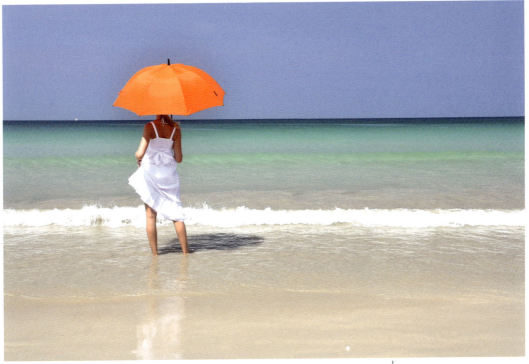

Ein Sonnenschirm oder -hut sind bei starker Sonneneinstrahlung ein guter Schutz gegen das Ausbleichen der Haare.

Die Bleichkraft der Sonne bedenken

Es wird meist nicht berücksichtigt, dass Strähnen im Sommer durch die Sonne noch heller werden. Hier wäre es angebracht, gleich einen Ton tiefer zu bleiben, denn die Strähnen bleichen in der Sonne aus. Statt den ganzen Kopf zu strähnen, könnten sich die Friseure an der Natur orientieren. Denn natürlich blonde Haare haben immer einen Farbverlauf von den vorderen helleren Konturenhaaren ausgehend, dunkler werdend bis hin zu den Nackenhaaren.

Stattdessen werden alle Haare am Kopf gesträhnt, mit jedem Besuch zunehmend mehr, was die Kundin vom Friseur abhängig macht. Denn die Frisur sieht schneller herausgewachsen aus, da die Haarfarbe immer flächiger wirkt. Von Strähnen ist da nach all den Färbungen nichts mehr zu sehen.

Das Haar hat die Möglichkeit, sich bei richtiger Pflege von der Chemie zu erholen.

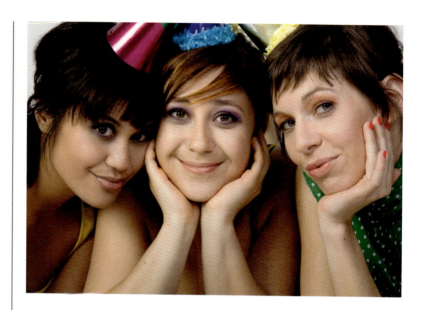

Keine dunklen oder farbigen Strähnen auf blondiertes Haar

Haben Sie irgendwann das massive Blond satt, schlagen manche Friseure vor, es doch einmal mit dunklen Strähnen, einer dunklen Tönung oder gleich einer dunklen Komplettfärbung zu versuchen. Davon rate ich Ihnen ab! Denn das blondierte Haar ist ja porös wie ein Schwamm. Es saugt dann sehr viele dunkle Pigmente auf, kann diese aber nicht lange speichern. Möglicherweise sieht das Ergebnis der dunklen Strähnen, wenn sie frisch gemacht sind, sogar ganz gut aus. Aber oft schon nach drei bis vier Wochen fallen die dunklen Pigmente heraus und hinterlassen einen diffusen, „matschigen" Haarton. Das Gleiche gilt für mehrfarbige Strähnen.

Werden Gold- oder Rot-Töne in das blondierte Haar appliziert, fallen diese ebenfalls nach drei bis vier Wochen heraus. Wird nichts Neues mehr in der Richtung Dreifarbigkeit unternommen, werden die vormals roten Strähnen auch blond. In blondiertem Haar hält sich kein rotes Pigment lange. Sie haben dann Ihre Haare ohne ein anhaltendes Ergebnis wieder chemisch geschädigt. Also lassen Sie das lieber gleich. Wenn Sie wirklich weg möchten vom kompletten Blond, brauchen Sie (und auch der Friseur) Geduld. Hier sind einfach immer weniger Strähnen angesagt und zwar nur in die sichtbaren Bereiche und nur auf die Ansätze gesetzt.

Wenn dunkle Haare immer dunkler werden

Dunkle Farben sind nicht besser für die Haare als Blondierungen. Je dunkler die Farbe ist, umso mehr muss auch hier im Haar molekular umgewandelt werden. Mit der Zeit werden diese auf dem Kopf durch weitere Färbungen noch dunkler. Vor allem in den vorderen Konturen und Schläfenhaaren, weil hier das Haar besonders dünn ist. Meist sehen diese überdunklen Partien dann stumpf aus, werden hart, da die Konturenhaare mit Pigmenten überfrachtet wurden. Warum? Weil immer wieder die Farben komplett aufgetragen oder zu weit in das Haar hinein gepinselt werden. Hier muss der Friseur auch mehr auf die Ansätze und Einwirkzeiten achten, die Farben eventuell mehr verdünnen und vielleicht nicht immer gleich komplett auftragen. Das Haar hat die Möglichkeit, sich bei richtiger Pflege, zum Beispiel durch regelmäßiges Bürsten, von der Chemie zu erholen. Aber nur, wenn diese nicht ständig wiederholt aufgetragen wird. Wirken die Augenbrauen heller als die dunkle Oxidationsfarbe, sieht die Frisur immer gefärbt aus. Der Friseur sollte dann sowieso ein bis zwei Töne heller werden, um die Natürlichkeit der Haarfarbe wieder zu erlangen.

Die Kunst der künstlichen Locken

Gott sei Dank werden Dauerwellen immer unmoderner. Sind die Locken zu kraus, waren die Wickler definitiv zu klein. Wird bei Dauerwellen mit sehr viel Flüssigkeit herum gepanscht, quillt das Haar auf. Steht das Haar noch durch den strammen Dauerwellwickler unter Spannung und quillt dann auf, kommt es zur Zerreißprobe. Dann bricht das Haar circa ein bis zwei Zentimeter am Haaransatz ab. So etwas nennt man einen „chemischen Haarschnitt". Läuft

War Ihnen in der Beratung wirklich klar, welche chemischen Prozeduren beim Färben mit konventionellen Farben auf Sie zukommen? Sind Sie wirklich über Risiken und Nebenwirkungen aufgeklärt worden?

Wichtig zu wissen:

Seit dem 1. September 2011 untersagt eine neue Kosmetik-Verordnung der Europäischen Union, Oxidations- und andere Haarfärbemittel bei Kindern und Jugendlichen unter 16 Jahren anzuwenden. Hintergrund dieser Regelung ist das seltene, aber mögliche Allergierisiko beim Färben, das bis hin zu tödlichen allergischen Schocks führen kann.

ebenfalls viel Flüssigkeit die Kopfhaut herunter, dann wird das Haar aus der Pore „heraus gequollen" und wird Ihnen in der ersten Woche nach Erstellung der Dauerwelle ausfallen.

Zudem kann die Haut verätzen, wenn sich die Watte um den Kopf mit Dauerwellflüssigkeit vollsaugt. Klingt wie anno dazumal, passiert aber leider heute immer noch.

Chemie sinnvoll einsetzen

Kennen Sie eines dieser Probleme? Sind Ihnen schon einmal die Haare nach Strähnen oder ähnlichem abgebrochen oder komplett ausgefallen? War Ihnen in der Beratung wirklich klar, welche chemischen Prozeduren auf Sie zukamen? Sind Sie wirklich über Risiken und Nebenwirkungen aufgeklärt worden? Vor allem darüber, wie sich der Haarzustand über die weiteren Friseurbesuche weiter entwickelt?

Es ist nach meiner Erfahrung möglich, die „Chemie" des Friseurs so einzusetzen, dass sie der Natur Ihrer Haare gleichkommt, diese verstärkt oder intensiviert. Die Natur kreiert Farbverläufe, keine kompakten Einheitsfarben. Strähnen können wie ein „Sommer" wirken, Locken wie ein Wuschelkopf. So wie ein Maler den Lichteinfall auf sein zu malendes Objekt studiert, so sollte der Friseur die Farbharmonien der natürlichen Haare kennen. Ausnahmen sind hier sicher die Mode-Töne wie zum Beispiel Kirschrot oder Neon. Ist der Friseur daran interessiert das zu beachten, kann er zum wahren Begleiter werden. Wenn die Kundin einen logischen Weg zum gesunden Haar durch den Friseur gezeigt bekommt, hat sie gerne Geduld und setzt sich nicht einem voreiligen Farbwunsch aus. Generell wollen ja alle gesundes, kräftiges Haar und nicht aussehen, als kommen sie gerade vom Friseur. Jeder will eigentlich auch sein kleines Schönheitsgeheimnis wahren und nicht etwa mit schlecht gemachten Strähnen enttarnt werden. Doch leider ist der Friseur der Täter und nicht die Kundin. Und diese muss das verhunzte Ergebnis manchmal viele Monate austragen.

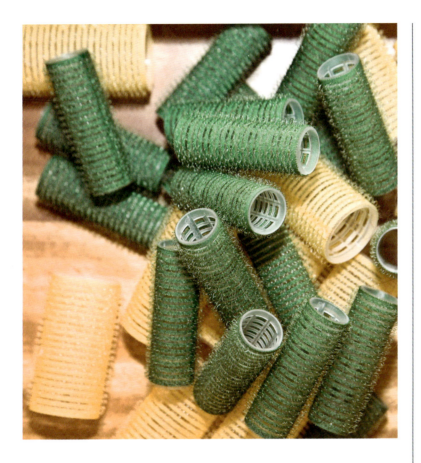

Lockenwickler sind die klassischsten Utensilien beim Friseur. Haare, die zu ihrer natürlichen Schönheit zurück gefunden haben, benötigen derartige Hilfsmittel immer weniger.

11. Falsche Haarpflegeprodukte

Im Kapitel „Haarewaschen" wurde bereits über Inhaltsstoffe in Haarpflegeprodukten und deren Auswirkungen berichtet. Silikone, Paraffine, Weichmacher, Schuppenlöser und ähnliche Substanzen wirken alle in irgendeiner Form störend auf die Kopfhaut. Sie produzieren Ablagerungen und Allergien, setzen die Entgiftungsfunktion der Kopfhaut außer Kraft und weichen die Schuppenschichten der Haare auf. Seien Sie kritisch mit solchen Inhaltsstoffen und versuchen Sie, diese zu vermeiden. Es dient Ihrer und der Gesundheit unserer Umwelt.

12. Operationen und Narkosemittel

Meine langjährigen Beobachtungen an den vielen Kunden, die einen chirurgischen Eingriff hatten und deswegen narkotisiert wurden, zeigen ein immer wiederkehrendes Muster: Alle hatten in der ersten Woche nach der Operation Haarausfall, circa sechs Wochen später erneut und noch einmal circa drei Monate nach dem Eingriff.

Bei manchen Kunden setzte etwa sechs Monate nach der Operation noch einmal ein leichter Haarausfall ein. Danach schien der Prozess vorüber zu sein. Was genau ist durch die Operation passiert, dass der Mensch danach vermehrt Haare verliert? Eine Operation stellt für jeden Menschen ein massives Stresserlebnis dar. Zum einen, weil man angespannt ist und Sorge hat, ob alles gut verlaufen wird. Mitunter rumoren im Unterbewussten existenzielle Ängste.

Natürlich ist jeder Eingriff auch ein körperliches Trauma, auch wenn wir für den Eingriff narkotisiert werden. Unser Gewebe erinnert sich daran. Unter einer Hypnose könnte man den operativen Vorgang wiederbeleben, weil der Körper und unser Unterbewusstsein nichts vergessen.

Nach der Operation arbeitet unser Körper daher daran, sich selbst zu reparieren. Die meisten Nährstoffe werden dazu verwendet, die

Haarpraxis-Tipp: Nach Operationen

Enzyme können nach der Operation zur schnelleren Wundheilung beitragen. Eine Kombination aus Spirulina- und Chlorella-Algen (s. Abschnitt Nahrungs-Ergänzungen) stärken und entgiften den Körper gleichzeitig.
Der Körper hat dann genug Nähr-stoffe für die Reparatur zur Verfügung und muss dafür nicht den Haarboden entmineralisieren. Der hohe Aminosäuregehalt von Algen kann anorganische Substanzen ummanteln und ausspülen. Chlorella dichtet zudem die Zellwände ab und verhindert die Ablagerungen von Fremdstoffen darin. Die Regeneration wird auch gefördert, indem man bis zu drei Monate nach dem Eingriff vermehrt Wasser trinkt, damit die Nieren alle Ablagerungen der Narkosemittel ausschwemmen.

INNEN | 113

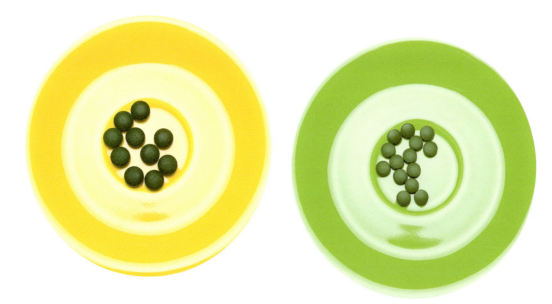

Eine Kombination aus Spirulina- und Chlorella-Algen stärkt und entgiftet den Körper gleichzeitig.

lebenswichtigen Organe zu heilen und den Körper wieder in strukturelle Balance zu bringen. Haarfollikel sind für unser Überleben nicht wichtig, daher werden sie oft bei der Verteilung der Nährstoffe ausgelassen oder bekommen einfach weniger als zuvor. Das kann dann zu einem telogenen Effluvium führen, einem progressiven Haarausfall, der bis zu drei Monaten nach der Operation andauern kann.

Auch die Narkosemittel beeinflussen Haarwachstum

Eine Vollnarkose versetzt den Menschen in einen bewusstlosen Zustand und entspannt die Muskeln. Sie wirkt auch auf die Haarfollikel. Haarfollikel enthalten Zellen, die zu den sich am schnellsten teilenden und entwickelnden Zellen im ganzen Körper gehören. Diese müssen sich schnell teilen, um die Wachstumsrate des Haares beizubehalten.

Auch wenn die Narkose nur einige Stunden anhält, werden die Follikel so stark davon betroffen, dass sie die Produktion von Haarfasern einstellen und sich in einen telogenen Ruhezustand begeben. Ein telogenes Effluvium ist die Folge.

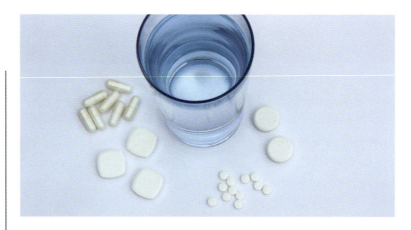

Wichtig zu wissen:

Postoperativer Haarausfall passiert meist in den körpereigenen Entgiftungszyklen. Der Körper entgiftet nämlich in bestimmten Zyklen, damit er nicht komplett auslaugt. Er entgiftet, ruht sich aus, stärkt sich für den nächsten Entgiftungsschub. Im Fall einer Operation entgiftet der Körper ganz akut in der ersten Woche, dann erneut nach circa sechs Wochen und wieder nach etwa zwölf Wochen. Dieser Zyklus gilt auch für Entgiftungs- und Entschlackungskuren, Darmreinigungen und ähnliche reinigende Verfahren, die der Gesunderhaltung dienen. Man kann sich also diesen Zyklus zunutze machen: Also dem Körper den Anstoß geben zu entgiften, ihn zur Ruhe kommen lassen und dann erneut fordern, Gifte loszulassen.

13. Vergiftungen durch Metallbelastungen, Lösungsmittel und Umweltgifte

Durch Vergiftungen kann Haarausfall entstehen, denn: Das Haar ist ein Speicherorgan. Und Entgiftung funktioniert zum Teil über die Kopfhaut. Zahnmetalle, wie Amalgam und Palladium gelten seit langem als potenzielle Krankmacher, aber auch Kadmium, Thallium, Blei und einige andere Metalle. Während Quecksilber, zum Beispiel enthalten in Amalgamfüllungen, Schleimhäute und Nerven reizen kann, lagert sich Palladium auch an den Knochen ab. Symptome, die auf eine Vergiftung hinweisen können, reichen von chronischer Müdigkeit, Kopfdruck, über Hautprobleme und Allergien bis hin zu vielfältigen Nervenschäden und Haarausfall. Metalle lagern sich den Zellen, im tieferen Binde- und Fettgewebe sowie in den Drüsen ab. Das Quecksilber mag es gerne kühl.

Die kühlste Zone im weiblichen Körper ist die Brust. Dort lagert sich das Metall vermehrt ab. Manche Experten bringen diesen Vorgang auch in Zusammenhang mit dem Auftreten von Brustkrebs.

Das Haar ist ein Speicherorgan.
Wir entgiften unter anderem über die Kopfhaut.

Ich kenne eine Zahnärztin, die von einer hochgradigen Schwermetallvergiftung betroffen war (s. Kapitel Eine Dokumentation über Vergiftung und Haarausfall). Sie litt unter massivem kreisrundem

Haarausfall. Sie war nicht mehr in der Lage, Amalgamfüllungen bei ihren Patienten auszubohren, ohne selber starke Schmerzen zu erleiden. Erst diverse Entgiftungskuren in mehreren Anläufen und über zwei Jahre angewandt, brachten Besserung. Heute ist ihr Haar wieder dichter und die kreisrunden kahlen Löcher sind verschwunden, wenngleich sie noch nicht vollständig erholt ist. Eine konstitutionelle Schwächung ist zurückgeblieben. Zum Glück hat sie ihren Lebensmut nie verloren, denn Suizidgedanken sind ein weiteres Symptom von Quecksilbervergiftung.

Umweltgifte und Lösungsmittel

Das Übermaß an organischen und anorganischen Giften belastet die gesamte Natur, unser Wasser, die Luft, den Boden, die Tiere und uns Menschen. Haarausfall ist nur eines von vielen Symptomen, die durch Umweltgifte provoziert werden. Die meisten dieser Gifte stammen aus pharmazeutischen und industriellen Produkten und deren Herstellungsprozessen. Lösungsmittel sind in Farben, Verdünnern, Klebern, Lacken, Polituren, Parfüms, Harzen, Reinigungs- und Gefrierschutzmitteln enthalten. Diese setzen sich in den Schleimhäuten ab und können Allergien erzeugen. Umweltgifte in Form von dunklen Färbestoffen für Kleidung, Pestiziden, Nikotin, Radioaktivität, Müllverbrennungsemissionen und Kohlenmonoxid belasten die Atemwege und die Lungen.

Medikamente

Die Einnahme der Anti-Baby-Pille sowie die hormonelle Behandlung und Aufzucht von Tieren in Massentierhaltung führt zu hormonbelastetem Grundwasser. Der hohe Einsatz von Antibiotika bei Mensch und Tier belastet das Grundwasser zusätzlich. Wir nehmen diese Stoffe mit dem Trinkwasser auf. Chemotherapeutika, Hormone, blutfettsenkende Medikamente, Schilddrüsen-Medikamente, blutdrucksenkende Medikamente wie Beta-Blocker können direkte Auslöser für Haarausfall sein.

Wichtig zu wissen:

Wenn Amalgamplomben aus den Zähnen ausgebohrt werden, kann man später unter dem Mikroskop das Schwermetall als dunkle Straßen im Haar erkennen. In den Haaren als Speicherorgan lagert sich das frei gewordene Schwermetall ab und wird über Haarausfall entsorgt. Heutzutage sind die meisten Zahnmediziner so verantwortungsvoll, dass sie zum einen mehr Vorsicht beim Ausbohren des Metalls walten lassen, zum anderen kaum noch Amalgamfüllungen verwenden.

14. Durchblutungsstörungen der Kopfhaut durch zu enge Bekleidung

Wir besitzen fein verästelte Lymphgefäße, die vom Hals hinauf zum Kopf reichen. Die dünnste Stelle des Kopfes bildet die Schläfenpartie. Sie ist zugleich sehr sensibel. Bei Kopfdruck massieren die meisten Betroffenen vor allem diese Partie. Wird auf diese Stelle durch beispielsweise zu enge Kopfbedeckung Dauerdruck ausgeübt, werden die fein verästelten Lymphgefäße gestaut. Der Transport von Blut und Lymphflüssigkeit wird behindert. Haare und Kopfhaut können nicht mehr ausreichend mit Nährstoffen versorgt werden. Gleichzeitig ist der Abtransport von Giftstoffen blockiert. Zu enge Kopfbedeckungen können sein: Bauhelm, Soldatenhelm, Baseballmützen, da sie eventuell zu stramm eingestellt sind und aus „Coolness" dauernd getragen werden.

Zu stramme Brillenbügel können Ähnliches auslösen, wie bei einer Kopfbedeckung um den Kopf. Ich bin immer wieder erstaunt, wenn Kunden ihre Brille für das Haarewaschen ablegen und ich die Einbuchtungen von den Brillenbügeln sehe. Ist das der Fall, sollte die Brille vom Optiker auf jeden Fall weiter gestellt werden.

Auch zu enges Schuhwerk wirkt sich auf den Kopf aus. Denn in Händen und Füßen sind Zonen für all unsere Organfunktionen enthalten. Diese können durch eine gezielte Massage und Drucktechnik effektiv vitalisiert werden. Die Zehen repräsentieren die Kopfzone,

Haarpraxis-Tipp: Durchblutunghilfe

Ausgleich bei Durchblutungsstörungen der Kopfhaut kann die Bürstenmassage bringen. Bürsten Sie die gesamte Kopfhaut, bis zu den Ohren und dem tiefen Nackenansatz, um die Durchblutung in Fluss zu bringen. Kreisen Sie auch mit dem Kopf um sich noch tiefer zu lockern. Eventuell pumpen Sie mehrmals die Lymphbahnen wie bei der Entschlackungswäsche an. Der Lymphfluss wird so angeregt, die Entgiftung der Kopfhaut unterstützt.

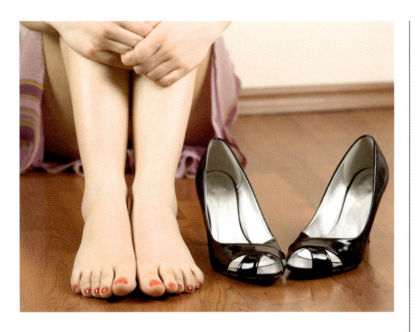

Massieren Sie nach dem Tragen der Schuhe die Füße, insbesondere die Zehen und die Zehenzwischenräume. Diese Entspannung wird über die Meridiane (Energieleitbahnen des Körpers) sofort an die oberen Kopfregionen weitergeleitet.

die Zehenzwischenräume die Lymphdrüsen und -gefäße (bei den Händen sind es die Finger). Wird auf die Zehen durch zu enges Schuhwerk Dauerdruck ausgeübt, wirkt das wie eine permanente Akupunktur auf unsere Kopfzone. Kopfschmerz, Augendruck und eben Haarausfall können daraus resultieren.

Vor vielen Jahren kam ein junger Mann von circa 25 Jahren zu mir in die Praxis. Die Haare am Oberkopf hatten sich deutlich gelichtet, er hatte praktisch nur noch eine Art „Opakränzchen". Seiner Auskunft nach gab es niemanden in der Familie, der ein ähnliches Schicksal hatte. Er erzählte mir, dass er noch volles Haar besaß, als er zur Bundeswehr eingezogen wurde. Dort musste er dann die 18 Monate Wehrdienst einen viel zu stramm sitzenden Soldatenhelm tragen. Mit 21 Jahren sind ihm dann die Haare am Oberkopf größtenteils ausgefallen. Ich konnte ihm nicht mehr helfen, denn seine Glatze war schon zu weit fortgeschritten, die Kopfhaut war vernarbt. Sicher hätte er die Haare auch später verloren, nur viel langsamer über einige Jahre hinweg. Ich meine, dass die Versorgung der Haare unter dem Helm total abgeschnitten war. Hinzu kam vermutlich der Stress der Veränderung, den der Wehrdienst mit sich brachte. Auch das bescheidene Essen und die animierende Trinkfreudigkeit der anderen Soldaten mag den Haarverlust mit begünstigt haben. Möglicherweise war der junge Mann dadurch in der Wehrdienstzeit dauerhaft übersäuert. Durch den Helm lagerten sich diese Säuren unter der Kopfhaut ab, ohne wirklich abfließen zu können.

15. Haarkrankheiten durch ein angegriffenes oder autoaggressives Immunsystem

Androgenetische Alopezie

So bezeichnet man im Fachjargon die häufigste Form von diffusem Haarausfall bei Frauen und Männern. Er führt bei Männern im Allgemeinen zur Bildung von Geheimratsecken, die sich dann weiter über den gesamten Kopf bis zur Glatzenbildung erstrecken können. Bei Frauen kommt es zu einer verminderten Dichte der Kopfhaare. Schuppenbildung, Juckreiz und Hautunreinheiten treten häufig gleichzeitig auf.

Die androgenetische Alopezie wird nicht etwa durch eine Vermehrung der männlichen Hormone verursacht, sondern durch eine vermehrte Ansprechbarkeit des Haarfollikels gegenüber den in normaler Menge vorkommenden männlichen Hormonen. Das heißt, die männlichen Hormone sind nicht erhöht, ihre Wirkung ist aber verstärkt. Dieses Reaktionsmuster ist genetisch vorgegeben. Einzig der Zeitpunkt, zu dem es eintritt ist verschieden. Man vermutet, dass er auch durch Umweltfaktoren bestimmt ist (Ernährung, Lebensweise, Stress oder Belastung durch Umweltgifte). Bei der Glatzenbildung des Mannes ist davon auszugehen, dass jeder Haarfollikel am Kopf eine genetisch festgesetzte Anzahl an Teilungen durchführen kann. Während dieser Spanne ist der Haarfollikel gegen die schädlichen

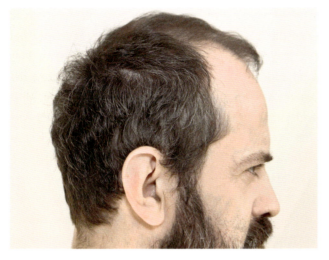 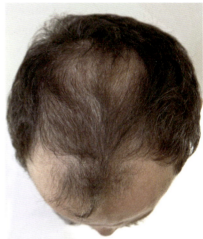

Androgenetischer Haarausfall von der Seite und von oben

Einflüsse der männlichen Hormone gefeit. Ist diese Schutzzeit abgelaufen, führt der männliche Hormoneinfluss zur Verkürzung der Wachstumsphase und zu einer verlängerten Ruhephase des Haarfollikels. An deren Ende kann der Follikel nur noch kleine, nicht pigmentierte Härchen bilden und gibt nach zwei bis drei Zyklen dann auch die Produktion dieser kleinen Haare auf.

Die fachliche Erklärung für diesen Vorgang:

Auf Grund des Hormongefüges ist beim Mann in erster Linie die sogenannte alpha-Reduktase Typ II im Bereich des mittleren und hinteren Hauptes verantwortlich. Dieses Enzym ist stärker vorhanden und verwandelt mehr Testosteron in das den Haarverlust verursachende alpha-Dihydrotestosteron um, welches die Haarproduktion am Follikel zum Erliegen bringt. Im Bereich der frontalen Haarlinie bewirkt das Enzym beta-Hydroxysteroid-Dehydrogenase, dass alpha-Dihydrotestosteron sofort in das schwächer wirksame alpha-Androstandion umgewandelt wird. Auf diese Weise wird einem Haarverlust in diesem Bereich entgegenwirkt. Resistent gegen DHT ist das Kopfhaar im Seiten- bis Nackenbereich, das sogenannte „Opakränzchen".

Haarausfall

Nach der Erfahrung ganzheitlich praktizierender Ärzte liegt die Ursache oft im Innern. Vielleicht ein Schock, der das Immunsystem förmlich überlaufen lässt und den Haarausfall einleitet. Es muss etwas so existentiell Bedrohliches vorgefallen sein, dass man total „entwurzelt" dasteht oder einem der „Boden unter den Füßen weggezogen" wird. Fragt man die Patienten, ob sie sich an ein solches Vorkommnis erinnern, ist den meisten interessanterweise nichts bewusst. Doch das Immunsystem reagiert nun einmal so vehement, also muss etwas Verborgenes zugrunde liegen. Man könnte die Wörter „verborgen" auch im Sinne von „nackt und aufgedeckt" verstehen. Es gibt keine Haare mehr, die ablenken. Der Mensch erscheint pur und verletzlich. Eine Hypnosetherapie kann dabei helfen, sich des Traumas bewusst zu werden.

Dieser Teil der Kopfbehaarung ist optimal für Transplantationen zu verwenden, weil diese Haare verpflanzt auf Vorder- und Oberkopf nicht ausfallen. Ist jedoch das „Kränzchen" durch Haarausfall ebenfalls ausgedünnt, muss man von einer Beeinträchtigung des Immunsystems ausgehen. Als Therapieoption gibt es für Männer den Wirkstoff Finasterid in Tablettenform. Finasterid hemmt das Enzym alpha-Reduktase im Haarfollikel. Dieser Wirkstoff schlägt bei etwa 80 bis 85 Prozent der Männer nach täglicher Einnahme über etwa ein halbes Jahr positiv an. Nach dieser Zeit sind erste neue Haare gewachsen. Möchte man den erreichten Zustand erhalten oder sogar verbessern, dann müsste man das Medikament lebenslang einnehmen. Denn in dem Moment, wo das Medikament abgesetzt wird, fallen nach einer gewissen Zeit die gewachsenen Haare wieder aus. Als Nebenwirkung des Medikaments kann verminderte Libido auftreten. Über Langzeitschäden ist bisher wenig bekannt, da es sich bei Finasterid um ein noch recht „junges" Medikament handelt. Man muss sich bei dieser medikamentösen Therapie also im Klaren darüber sein, dass man sich möglicherweise ein Leben lang daran bindet, Nebenwirkungen inklusive. Eine alternative Therapieform stellt die Mesotherapie dar (s. Abschnitt Mesotherapie).

Diffuse Haarausfälle (Alopezien)

Charakteristisch bei diesen Haarausfällen ist, dass die Haare über die gesamte Kopfhaut ohne besondere Betonung bestimmter Areale ausgehen. Ursächlich für diese Alopezien ist immer eine Störung im Ablauf der Haarwachstumsphase (Anagenphase). Das Haar wird dann aus seiner vollen Wachstumsphase regelrecht herausgerissen und dadurch irreparabel geschädigt. Beim „Soforttyp" tritt der Haarausfall akut und schnell fortschreitend auf. Man kann binnen kurzer Zeit bereits eine massive Lichtung der Kopfbehaarung erkennen. Die Ursache für die Schädigung muss circa vier bis sechs Wochen vor Beginn des Haarausfalls stattgefunden haben. Infrage kommen zum Beispiel Zytostatika-Einnahme, Vollnarkose oder akute fieberhafte

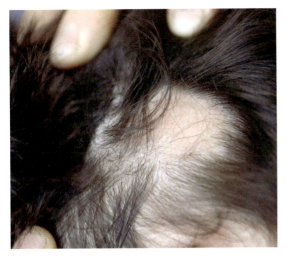 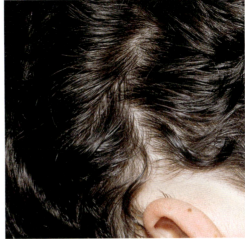

Infekte. Beim „Spättyp" verläuft der Haarverlust schleichend. Er führt zu einer leicht erhöhten Ausfallsrate und so zu einer langsamen diffusen Minderung der Kopfbehaarung. Die ursächliche Schädigung bei dieser Art von Haarausfall ist cirka vier bis sechs Monate vor Beginn zu suchen. In Betracht kommen: chronische Infekte, Nierenfunktionsstörungen, Amalgamvergiftung oder Mangelernährung (Nulldiäten). Therapeutisch muss die auslösende Ursache aufgedeckt und behandelt werden. Die Mesotherapie kann hier eine helfende Brücke zum schnelleren Haarwuchs bilden.

Kreisrunder Haarausfall (Alopecia areata)
Der kreisrunde Haarausfall beginnt meist am behaarten Kopf, kann aber bei Männern auch in der Bartregion beginnen. Die Haare fallen nicht diffus aus, sondern in einem umschriebenen Gebiet, das dann völlig haarlos wird. Diese Form des Haarausfalls kann zum Verlust der gesamten Körperbehaarung führen (Alopecia universalis). In circa 80 Prozent der Fälle wachsen alle Haare nach vier bis fünf Monaten wieder nach, da die Haarfollikel erhalten bleiben. Charakteristisch bei der Alopecia areata ist das Auftreten von sogenannten kleinen Ausrufezeichen-Haaren an den Rändern der Veränderung. Die kahlen Stellen fühlen sich glatt an. Zusätzlich sind auch Veränderungen auf den Fingernägeln zu beobachten. Diese können Rillen,

Alopecia areata oder kreisrunder Haarausfall bei einem 32-jährigen Mann hinter dem Ohr. Etwa fünf Jahre lang kämpfte er mit diesem immer wiederkehrenden Ausfall und probierte alle möglichen schulmedizinischen Behandlungen ohne Erfolg. Als letzte Instanz vertraute er sich der alternativen Medizin von Dr. Schirmohammadi an. Dieser Arzt behandelte ihn wöchentlich mit Neuraltherapie, gezielter Akupunktur und einer Ernährungsumstellung auf Vollwertschonkost mit Nahrungsergänzung. Mehrere Hypnosesitzungen stabilisierten die psychische Verfassung und bauten Stress ab. Zwischen den beiden Bildern liegen exakt sechs Monate. Das Haar ist vollkommen nachgewachsen.

Wichtig zu wissen:

Miniaturisierte Haare haben keine Chance mehr auf Wachstum, denn ihr Haarfollikel ist nicht mehr in der Lage, daraus dicke und pigmentierte Haare hervorzubringen. Sind bei einem lang anhaltenden Haarverlust die Härchen kürzer als einen Zentimeter und nicht pigmentiert, kann man davon ausgehen, dass die Haarwurzel erschöpft ist und keine dicken Terminalhaare mehr hervorbringen kann.

Von Vernarbungen auf der Kopfhaut spricht man, wenn sich die Poren, aus denen vormals immer zwei bis drei Haare herauswuchsen, schon geschlossen haben. Hier ist es nicht mehr möglich, auch nur ein Haar hinzu zu gewinnen – einzige Ausnahme: Bei schnell entstandenem Haarverlust, wie er nach Vergiftungen oder Chemotherapien auftritt.

Einstiche oder eine raue Oberfläche bilden. Hervorgerufen wird dieser Haarverlust durch eine Autoimmunerkrankung, eine Erkrankung, bei der körpereigene Zellen die Haarfollikel als fremd ansehen und versuchen, diese zu vernichten. Statt sich um die Abwehr von Viren, Bakterien und Pilzen zu kümmern, richtet sich ihre Immun-Aktivität gegen die Zellen in den Haarwurzeln. Dies geschieht, indem zunächst eine Entzündungsreaktion entsteht, die das Haarwachstum stört und schließlich zum Ausfallen des Haares führt. Schreitet der Haarverlust weiter fort und sind alle Kopfhaare verloren, spricht man von der Alopecia totalis. Eine Diagnose gestaltet sich aufgrund der vielen möglichen Ursachen für den Haarausfall schwierig und ist mitunter langwierig. Denn mit der Ursachenforschung sind viele Untersuchungen verbunden.

Schulmedizinisch gibt es für die Therapie zwei unterschiedliche Ansätze: Entweder wird eine Reiztherapie mit flüssigem Stickstoff eingeleitet, eine Kontaktsensibilisierung mit DNCP oder eine immunsupprimierende Behandlung mit einer äußerlich angewandten Kortisonlösung.

Als weitere natürliche und Erfolg versprechende Therapiemöglichkeit ist die Mesotherapie zu erwähnen.

Eine Sonderform der Alopecia areata ist die Alopecia areata atropicans. Sie tritt vorwiegend bei Frauen zwischen dem 30. und 55. Lebensjahr auf und beginnt schleichend mit kleinen haarlosen Flecken und geröteter, glänzender Kopfhaut. Im Gegensatz zur häufigen Wiederbehaarung bei der normalen Alopecia areata ist die „weibliche Form" langsam fortschreitend und nicht umkehrbar. Hierbei kommt es nämlich zu einer herdförmigen Zerstörung der Haaranlagen.

Die Mesotherapie: Hilfe bei Haarverlust

Die Mesotherapie ist eine Regulationstherapie, die Elemente aus der Neuraltherapie, der orthomolekularen Therapie und Akupunktur vereint. Spezielle Mesotherapeuten bieten das Verfahren an. Das sind

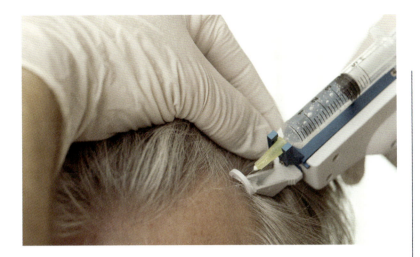

Mit einer Spritzenpistole werden in der Mesotherapie bei Haarausfall die Wirkstoffe zwei bis vier Millimeter tief in die Kopfhaut injiziert.

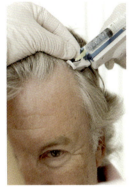

meistenteils Ärzte, die diese Zusatzausbildung absolviert haben, aber auch Heilpraktiker. Einen Mesotherapeuten in Ihrer Nähe können Sie bei der Deutschen Gesellschaft für Mesotherapie erfragen (Internet: www.mesotherapie.org). Die Mesotherapie ist die derzeit einzige Methode, die das Haar aus der Tiefe der Kopfhaut wieder zum Wachstum anregt. Sie kann unterstützend helfen, um wieder ein volles Terminalhaar zu erhalten oder die Kopfhaut zu regenerieren, von Schuppen zu befreien und eine Überfettung zu stoppen. Der erfahrene Dermatologe und Mesotherapeut Dr. med. Hans-G. Dauer aus Köln mixt für die mesotherapeutische Behandlung nach der vorherigen Diagnose einen individuellen Cocktail aus Pflanzenextrakten, homöopathischen Arzneimitteln, Vitaminen und klassischen Arzneistoffen. Mit Hilfe einer speziellen Spritzenpistole (ähnlich einer Tätowiernadel), die eine hauchfeine Nadel besitzt, wird diese Mixtur knapp unter die Kopfhaut injiziert. Die Wirkstoffe

Mögliche Inhaltsstoffe der Mesotherapie:	
Coffein	Pyroxidin
Procain	Vitamin-B Komplex
Thymusextrakt	Vitamin-H
Taurin	Vitamin-C
Bepanthen	Eisen
Hyaluron	Amino- und Nukleinsäuren

werden nur in ganz geringen Dosierungen verabreicht (Mikrodosierungen). Sie gelangen dadurch nicht in den Blutkreislauf und belasten somit auch nicht den Organismus. Die Injektionen erfolgen zunächst an den sich lichtenden Stellen der Kopfhaut, aber auch im Nacken, wo die Zentralnerven zusammenfinden. Durch tiefere Einstiche können die Arznei- und Nährstoffe auch in das Bindegewebe der Kopfhaut gebracht werden. Dort bilden sie Langzeit-Depots, um die Kopfhaut über einige Zeit kontinuierlich zu regenerieren, zu vitalisieren und die Haarwurzeln zu stimulieren. Es sind im Allgemeinen sechs Sitzungen im Abstand von einer Woche nötig. Aufbausitzungen erfolgen danach in monatlichen Abständen, dann pro Quartal und später nach individuellen Bedürfnissen. Der Haarverlust kann meist innerhalb von vier Wochen gestoppt werden. Neue Haare werden nach circa drei bis vier Monaten sichtbar. Einziger Nachteil: Die Mesotherapie ist leider – wie so viele nützliche und nebenwirkungsfreie Therapien – keine Kassenleistung.

16. Stress

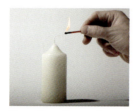

Neue Impulse und Ideen entstehen auch in der Ruhe.

Stress ist ein Wort, mit dem alles beschrieben werden kann, was zu viel im Leben erscheint. Man unterscheidet positiven von negativem Stress, im Fachjargon Eustress von Distress. Positiver Stress kann die Leistung ankurbeln, negativer lähmt und macht krank. Auf lange Sicht scheint die goldene Mitte erstrebenswert. Dafür muss man etwas tun, nämlich in sich selbst investieren, täglich. Hier einige Anregungen:
- Pausen mit nahrhaftem Essen einlegen, um sich weiterhin mit Energie zu versorgen.
- Ausreichend schlafen, um die „Batterien" aufzufüllen und die Nerven zu beruhigen.
- Sich bewegen oder Sport treiben, um angestaute Spannungen abzubauen und den Stoffwechsel anzukurbeln.

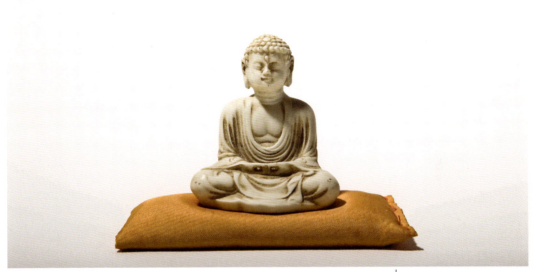

- Energie gewinnen über „gebende Hände" etwa bei einer Massage.
- Durch neue Ziele und Interessen die Routine unterbrechen.
- Kommunikationsmittel wie Handy und Computer immer wieder einmal abschalten und für ungestörte Ruhe sorgen. Vor 1995 lebten wir auch ohne diese elektronischen Hilfen.
- Momente der Reflexion in den Tag einbauen, um sich auf den „neuesten Stand der Realität" zu bringen. Hilft auch prima, um mit den Gedanken nicht im Gestern oder Morgen zu verweilen.

Versuchen Sie, herauszufinden, wann und wo Sie am besten abschalten und nur sich selber spüren. Das kann bei einer handwerklichen Tätigkeit sein, beim Extremsport, in der Meditation oder einfach bei einem Spaziergang in der Natur. Selbst kurze Momente, in denen man einmal nicht nachdenkt, nur im „Hier und Jetzt" ist, besitzen hohen regenerativen Wert. Geben Sie diesen Momenten Raum in Ihrem Leben – jeden Tag ein paar Augenblicke mehr...

Methoden, um den Verstand und den Körper wieder auf einen Nenner zu bringen, gibt es schon seit mehr als 2.500 Jahren.

In uns selbst zu entdecken, dass „Ich bin", in unserem Leben das einzig Existente ist, kann zur fundamentalen Erkenntnis und zur Erleuchtung führen.

Wenn Haare durch ihre genetische Veranlagung auf eine extrem lange Lebensdauer programmiert sind, können diese länger als der Körper werden.

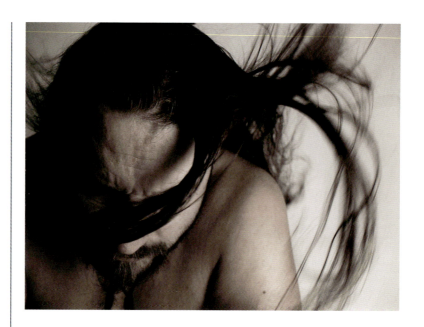

17. Genetik

Haare bestehen aus Keratinfasern. Keratine sind Eiweiße (Proteine). Sie setzten sich aus mehr als 20 verschiedenen Aminosäuren zu langen Kettenmolekülen (Makromolekülen) zusammen. Ein Haar ist aus folgenden Elementen zusammengesetzt: Kohlenstoff, Wasserstoff, Sauerstoff, Stickstoff, essenziellen Spurenelementen (Eisen, Kupfer, Zink, Jod). Beim Menschen erfolgt das Haarwachstum in Zyklen und nicht kontinuierlich, wie etwa das Wachstum der Nägel.

Die Haarbildung ist einer der aktivsten Syntheseprozesse des menschlichen Organismus und kann deshalb schon durch geringe Störungen beeinträchtigt werden. Jeder Haarfollikel zeigt seinen eigenen Zyklus völlig unabhängig von den Nachbarfollikeln. Ein normaler Haarzyklus dauert zwei bis acht Jahre.

Bei manchen Menschen kann ein Haar bis zu zehn Jahre alt werden, bei den Japanern sogar bis zu vierzehn Jahre. Das ist eine Erklärung dafür, weshalb viele Japaner bis in das hohe Alter noch volles Haar besitzen.

Man weiß, dass es zwei Arten von Haarfasern gibt: die kompakt-schwefelhaltige Faser und die dehnbar-schwefelarme Faser. Lockige Haare bestehen grundsätzlich aus beiden Fasertypen. Bei glatten Haaren findet man vorwiegend den kompakt-schwefelhaltigen Faser-typ. Glattes, gewelltes und lockiges Haar hängt zudem vom Haar-querschnitt ab. Haare von Asiaten haben einen runden Querschnitt, weswegen sie meist glatt sind. Diese Haare sind extrem belastbar, da sie sich nach allen Seiten gleich gut biegen lassen und sie nicht brechen können. Einen runden bis ovalen Querschnitt finden wir meistenteils bei Europäern. Diese Haare reichen von glatt bis lockig. Die starke, klein gelockte Krause der Afrikaner entsteht durch den extrem elliptischen Querschnitt. Aufgrund der schmalen Seite des Ovals kann dieses Haar schneller brechen und braucht sehr viel Pflege.

Generell werden im Laufe eines Lebens acht bis zwölf Haare aus einem Follikel produziert. Je nach Veranlagung kann es sein, dass einem Mensch nur vier bis sechs Haare pro Follikel wachsen. Hier kommt nun die Genetik bei Haarausfall ins Spiel.

Die Haar-Kalkulation

Je nach Veranlagung und Stoffwechsel wächst ein Haar circa 0,3 bis 0,5 Millimeter pro Tag, im Monat demnach circa 0,9 bis 1,5 Zentime-ter.

Wenn ein Mann eine Veranlagung besitzt, sechs Haare pro Haar-follikel im Leben zu produzieren und diese dann nur circa fünf Jahre auf dem Kopf verweilen, kann man leicht ermitteln, wann er die mei-sten seiner Haare verlieren wird.

Wichtig zu wissen:

Während der Zyklen können Haare sich in ihrem Erscheinungsbild gravierend verändern.

Lockiges Haar kann plötzlich glatt werden und glattes Haar erhält plötzlich Wellen, bis hin zur Krause.

Definitiv weiß man, dass die hormonelle Veränderung hier eine große Rolle spielt, meist in der Pubertät, während und nach Schwangerschaften sowie während der Wechseljahre.

| Die Haar-Formel: | Produktion Haar | X | Lebensdauer Haar | = | Zeitpunkt des Haarausfalls |

Wichtig zu wissen

Blonde Menschen haben circa 150.000 Haare mit einem Haar-Durchmesser von 0,04 - 0,06 Millimeter, brünette circa 110.000 Haare mit einem Durchmesser von 0,06 - 0,08 Millimeter, schwarzhaarige circa 100.000 Haare mit einem Durchmesser bis zu 0,09 Millimeter. Menschen afrikanischer Abstammung mit dem sogenannten negroiden Haar etwa 80.000 - 100.000 Haare mit einem Durchmesser des einzelnen Haares bis zu 0,12 Millimeter.

Je heller das Haar, umso feiner und dafür dichter ist es. Erklärbar ist dies mit den klimatischen Zonen, in denen die Menschen leben. Ein glatter dichter Haarwuchs wärmt mehr als ein gewellter Schopf mit dicken, aber weniger Haaren. Hier kann die Luft besser zirkulieren. Ein Hitzestau wird vermieden.

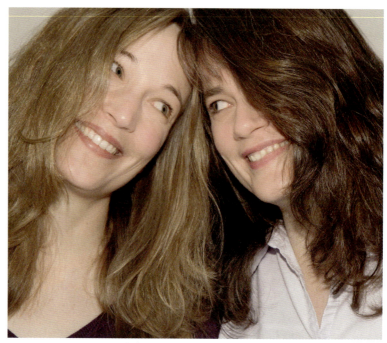

Zwei Schwestern: beide haben aufgrund ihrer Veranlagung viele Haare.

Generell ist die Haarlänge beim Wuchs auf Hüftlänge beschränkt. Doch auch hier gibt es Ausnahmen. Wenn Haare nach genetischer Veranlagung auf eine extrem lange Lebensdauer programmiert sind, können diese auch mehr als körperlang wachsen: Ein Vietnamese kam auf eine stolze Länge von 6,20 Meter. Doch sind solche Rekorde sicher eine große Ausnahme.

Aus meiner täglichen Beobachtung kenne ich Fälle, bei denen die Haare nicht über Schulterlänge hinaus wachsen. Hier können neben der Veranlagung auch vegetative Störungen vorliegen. Auch verhornen diese Haare schneller und reiben sich – ähnlich wie bei einem Sandstein – schneller ab. Unter dem Mikroskop sehen diese Haarspitzen oft sehr lang und dünn aus.

Altersbedingter Haarausfall

Nach dem 20. Lebensjahr verringert sich die körpereigene Produkti-on des Wachstumshormons Somatotropin. Dieses Hormon ist für das Zellwachstum verantwortlich. Haare besitzen die teilungsak-tivsten Zellen des Körpers, ebenfalls reguliert über Somatotropin. Es reguliert auch die Fettverbrennung und hilft bei der Proteinsynthe-se. Ab etwa 30 Jahren sinkt die Produktion im Zehn-Jahres-Rhyth-mus um 15 Prozent. Je nach Lebensweise und Ernährung haben Sie im Alter von circa 60 Jahren dann eventuell schon mehr als 75 Pro-zent dieses Hormons eingebüßt.

Unser Alterungsprozess und Verfall geht also mit einer verringer-ten Produktion von Somatotropin einher. Zudem erneuert sich etwa alle sieben Jahre bei Frauen und Männern der Körper einmal kom-plett. Diese Zeiten können von Mensch zu Mensch um etwa ein halbes Jahr differieren. Der Körper verändert sich damit in regelmä-ßigen Zyklen und ist ständig damit beschäftigt, neue Zellen zu bil-den. Doch in diesen Lebensphasen verändert sich alles beim Men-schen, er „reift" förmlich.

Die Sieben-Jahres-Zyklen

Die Sieben-Jahres-Zyklen stellen eine Art Generalüberholung des Systems dar. Wie sich eine Schlange häutet, so stößt der Körper Ver-brauchtes ab und erneuert sich dabei. Die bisherige Lebens- und Ernährungsweise verdichtet sich sozusagen. Bisherige gesundheit-liche Dysbalancen können in solchen Abschnitten mitunter chro-nisch werden.

Bei Haarausfall frage ich immer zuerst nach dem Alter der Kun-den, um festzustellen, ob sie sich in einer solchen Phase der Verän-derung/Neubildung befinden. Der Ausfall der Haare kann in den genannten Zyklen plötzlich auftreten oder sich schleichend über die Jahre hinziehen und bekommt „Vollgas" während dieser erwähnten Erneuerungen.

Zyklen, in denen Veränderung und Neubildung der Zellen stattfinden

In der Entsprechung des Alters
7 - 8 Jahre
14 - 15 Jahre
21 - 22 Jahre
28 - 29 Jahre
*ab 30 Jahre – verringerte Produktion des Wachstumshormons Somatotropin
35 - 36 Jahre
42 - 43 Jahre
49 - 50 Jahre
56 - 57 Jahre
63 - 64 Jahre
70 - 71 Jahre
77 - 78 Jahre
84 - 85 Jahre

Aus meiner langjährigen Beobachtung kann ich auch sagen, dass jemand, der von 35 bis 42 Jahren absolut keine Anzeichen von Haarausfall zeigt, die Haare dann auch sehr lange behalten wird. Besonders mit Panik besetzt sind bei genetisch bedingtem Haarausfall die Jahre 21, 28 und 35. Denn in jungen Jahren ist die Eitelkeit am größten, weil Haare die Identität unterstreichen oder sogar bestimmen.

Erste Anzeichen von Haarausfall können sein, dass der Haaransatz vorne unregelmäßig wird. Es können sich langsam Geheimratsecken bilden. Konturhaare wirken dünner oder auch etwas schlapper. Oft fehlt den Haaren der Glanz, sie wirken stumpf.

Manche Männer verlagern ihre „Frisur" in das Gesicht.

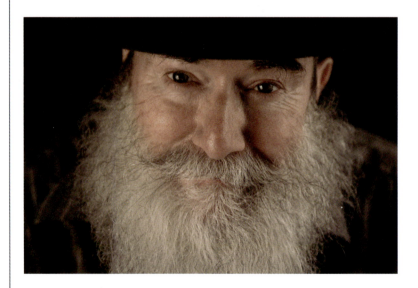

Fazit: Wenn Sie bis hierhin gelesen haben, kennen Sie 17 verschiedene Gründe für Haarausfall. Davon haben 16 Gründe offensichtlich nichts mit Genetik zu tun. Fragen Sie den Dermatologen oder Friseur, der Sie als „Gen-Fall" abstempelt doch einmal genau, wie er diese These begründet.

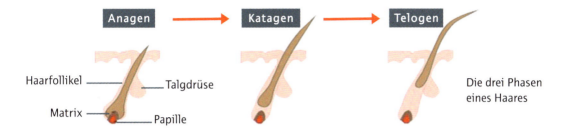

Die drei Phasen eines Haares

Haar-Zyklus

Das Haar durchläuft in seiner Lebensdauer immer drei Phasen.

- **Anagenphase auch Wachstumsphase genannt.** Ein neues Haar bildet sich und wächst heran. 85 bis 90 Prozent der Kopfhaare befinden sich cirka zwei bis acht Jahre lang in dieser Phase.
- **Katagenphase auch Übergangsphase genannt.** Das Haar löst sich innerhalb von zwei bis drei Wochen von der Versorgungspapille ab, denn die Matrix stellt ihre Produktion und somit die Zellteilung ein. Es verkürzt sich am Follikel und schiebt sich langsam zum Porenausgang. Rund ein Prozent der Kopfhaare befinden sich in dieser Phase.
- **Telogenphase auch Endphase genannt.** Die Haarmatrix entsteht neu, setzt die Zellteilung fort und somit entsteht auch ein neues Haar. Das alte Haar fällt aus. Dieser Vorgang kann zwei bis vier Monate andauern. Bis zu 18 Prozent der Kopfhaare befinden sich in dieser Phase.

Das Trichogramm oder der Tricho-Scan

Es kann dennoch sein, dass Ihnen Dermatologen bei Haarausfall gerne ein Trichogramm oder Tricho-Scan empfehlen. Ein Trichogramm ist die Bestimmung ihres Haarwachstums und dessen Ausfallphasen. Dabei werden Ihnen bis zu 100 Haare am Vorder- und Hinter-

Nahaufnahme
menschliches Haar
und Kopfhaut

kopf ausgezogen und anschließend unter dem Mikroskop auf die jeweilige Wachstumsphase in einem prozentualen Anteil bestimmt.

Bei dem Tricho-Scan rasiert der Dermatologe eine kleine Stelle auf dem Kopf, die nach drei Tagen dunkel eingefärbt wird. Ein 20-fach vergrößertes Foto verdeutlicht dann den Unterschied zwischen nachwachsenden und nicht mehr wachsenden Haare, dadurch wird Ihre Haardichte erkennbar. Leider habe ich sehr oft gehört, dass Ärzte das Ergebnis zumeist recht lasch auswerten, geschweige denn, es wirklich in der gesamten Konsequenz verstehen, obwohl sie den Patienten diese Analyse (natürlich zum Selbstkostenpreis!) empfehlen. Stattdessen wird ihnen gleich ein Rezept für ein Haarwasser mit Östrogenanteil (El-Cranell) oder mit Minoxidil (wie Regain, das eigentlich ein Herzkreislaufmittel war) ausgestellt, um dieses auf die Kopfhaut zu geben, bis der Haarausfall zurückgeht. Durch den enthaltenen Alkohol durchbluten solche Haarwasser etwas die Kopfhaut, Pflanzenstoffe dringen etwas tiefer, die Hormone werden aufgenommen und beeinflussen dann sogar den gesamten Körper, nicht nur die Kopfhaut. Im Falle des Wirkstoffs Minoxidil wird zum Beispiel nach circa einer halben Stunde spürbar der Blutdruck beruhigt.

Bei bis zu 30 Prozent der Anwender kann das Haar flaumartig nachwachsen, bei Absetzen des Mittels fällt dieses feine Haar jedoch schlagartig wieder aus. Nur 10 Prozent der Anwender sind scheinbar mit der Wirkung von Minoxidil zufrieden. Diese Haarwasser können nämlich nur eine „Brücke bauen", bis die nächste Generation Haare heranwächst. Solange die Telogenphase (Endphase) aktiv ist, bewirken sie gar nichts. In den meisten Fällen ist nach 8 - 16 Wochen der Haarausfall sowieso vorbei und der „Erfolg" wurde dann auf das jeweilige Produkt geschoben. Man hätte also genauso gut einfach abwarten können, ohne irgendetwas Bedenkliches auf die Kopfhaut zu kippen oder zu sprühen. Erst wenn der Haarausfall länger als vier Monate andauern sollte, wäre eine ärztliche Stoffwechselanalyse auf jeden Fall ratsam.

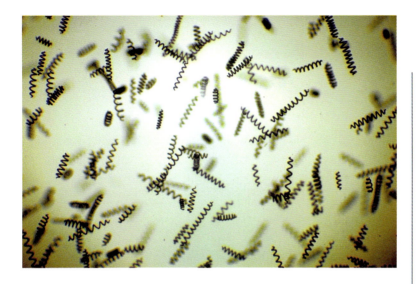

Spirulina-Algen gleichen optisch einem DNS-Strang.

Die Epigenetik

Erkenntnisse neuester Forschungen

Interessanterweise führt die Genetik seit geraumer Zeit in einen neuen Forschungszweig, die Epigenetik. Sie untersucht den Mechanismus, welcher die Gene öffnet oder verschlossen hält. In der DNS sitzen alle Merkmale des Menschen sowie auch unsere „mitgebrachten" Krankheiten als Information. Diese haben sozusagen einen „Deckel" und eine „Spule". Sie sind in der Lage, die Gene zu öffnen und somit Krankheit den Weg zu ebnen – oder die Gene verschlossen zu halten, so dass man gesund bleibt. Die Aktivität der Gene wird also von außen beeinflusst. Vor allem über unsere Ernährung, in Form von Amino- und Nukleinsäuren. Das bedeutet, dass man möglicherweise aktiv mit über Krankheit oder Gesundheit entscheiden kann. Möglicherweise erhält der Mensch in Zukunft einzig einen bestimmten Amino-Nukleinsäuren-Cocktail, um das Krebsgen verschlossen zu halten oder um bestimmte positive genetische „Abwehrmechanismen" zu aktivieren. Mit Algen wie Spirulina und Chlorella und zusätzlichen Enzymen ist man vielleicht schon auf dem richtigen Pfad, um die eigene Gesundheit aktiv zu erhalten.

Spirulina – Nahrung der Vergangenheit und der Zukunft

Gesundes Haar geht immer zurück auf einen optimal funktionierenden Stoffwechsel und die optimale Zufuhr von Nährstoffen. Die Bausteine für festes, glänzendes und gesundes Haar können nur von innen kommen. Wenn Sie sich das glänzende Fell Ihres Haustieres oder auch eines Pferdes anschauen, wissen Sie sofort, dass das Tier gut ernährt ist. Genauso ist das auch beim Menschen. Es gibt drei wichtige Aspekte, die für eine natürliche Nahrungsergänzung sprechen.

- Die Nährstoffdichte der Nahrungspflanzen und der daraus hergestellten Nahrungsmittel ist längst nicht mehr so hoch wie noch vor etwa 100 Jahren.
- Die anorganischen Substanzen der globalen Umweltverschmutzung, aber auch schädliche Düngemittel plus Transportwege über Tausende Kilometer tragen ebenfalls zur Minderung der Nahrungsqualität bei.
- Bei vorliegenden Stoffwechselstörungen oder auch einer beeinträchtigten Darmflora können Nährstoffe aus der Nahrung nur schlecht herausgelöst und verwertet werden.

Während meiner langjährigen Berufserfahrung als Haarpraktiker habe ich mir viele Nahrungsergänzungsmittel angeschaut und diese auch ausprobiert. Doch nur wirklich eines aus der schier unüberschaubaren Flut der Produkte hat mich wirklich überzeugt: Spirulina. Zum einen, weil Spirulina-Algen natürlich wachsen und gedeihen. Zum anderen ist Spirulina die lichtvollste Nahrung, die man kennt, das heißt, sie kann am meisten Lichtenergie aus der Sonne speichern und besonders viel in ihre Umwelt abstrahlen. Diese kleinen Lichtelemente, die sonnengereifte Früchte und eben auch die Alge in hohem Maße abstrahlen, nennt man Biophotonen. Man weiß: Je mehr Biophotonen ein Nahrungsmittel besitzt, desto wertvoller ist es für unsere Gesundheit, denn diese sind für die Kommu-

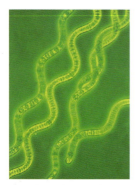

Spirulina-Algen gehören zu den lichtvollsten Nahrungsmitteln. Sie können besonders viel Lichtenergie aus der Sonne speichern und in ihre Umwelt abstrahlen.

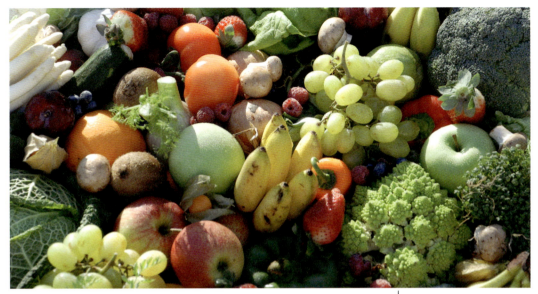

Die farbige und gesunde Vielfalt der Natur

nikation in und zwischen den Zellen unbedingt notwendig. Biophotonen enthalten Informationen, mit denen lebenswichtige biologische Prozesse im Körper des Menschen gesteuert werden.

Was ist Spirulina

Spirulina ist unser ältestes und nährstoffreichstes Lebensmittel auf diesem Planeten. Bereits die Azteken haben schon Spirulina zu Fladen geformt, in der Sonne getrocknet, um sie dann als Proviant auf langen Märschen bei sich zu tragen. Heutzutage wird Spirulina in Süßwasserbecken unter der starken Sonne der kalifornischen Wüste oder in Indien streng kontrolliert biologisch gezogen. Spirulina kommt also nicht aus dem Meer, wie man vermuten könnte. Sie enthält somit auch kein Jod, dafür aber über 55 Vitamine, Mineralstoffe Spurenelemente und circa 62 Prozent Eiweiß. Hier noch einige besondere Eigenschaften von Spirulina:

• Phykozan ist ein blaues Pigment, das zu 15 Prozent in Spirulina enthalten ist. Forscher nehmen an, dass dieses Pigment schon vor dem Chlorophyll auf unserer Erde existierte. Diese Substanz verhindert nachweislich Nervenvergiftungen und beschleunigt die Zellkontrollfunktion. Eigenschaften, die angesichts der vielen krebsauslösenden Substanzen, die wir aus unserer belasteten Umwelt aufnehmen, wertvoll erscheinen. Denn diesem Farbstoff schreibt man zu, Krebszellen im Wachstum zu hemmen. Menschen, die unter wiederholtem Auftreten von Herpes Simplex leiden, können gleichfalls von dieser Substanz profitieren. Durch ihre Basenbildung fördert Spirulina das Wachstum der natürlichen Darmbakterien – eine wichtige Säule für das intakte Funktionieren der körpereigenen Abwehrkräfte. Schließlich ist die Aufnahme von Nährstoffen nur über einen gesunden Darm gewährleistet.

- Eisen kann der Mensch nur in seiner natürlichen Form im Körper speichern. Durch Spirulina können Menschen, die unter Blutarmut und auch Bulimie leiden, ihren Eisengehalt im Blut innerhalb von 30 Tagen um etwa 60 Prozent erhöhen. Natürlich ist Spirulina auch für Schwangere bestens geeignet, um die Eisenwerte stabil zu halten.
- „Tschernobyl-Kinder", die täglich fünf Gramm Spirulina erhielten, wiesen nach drei Wochen eine um 50 Prozent verringerte Radioaktivität auf.

Darüber hinaus enthält Spirulina B-Vitamine für starke Nerven und einen geruhsamen Schlaf. Der hohe Gehalt an Aminosäuren bin-

Haarpraxis-Tipp: Täglich Spirulina

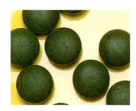

Nehmen Sie täglich etwa sechs Tabletten vor dem Essen zu sich. In Zeiten erhöhter Beanspruchung – sei es körperlich oder geistig – und bei Krankheit können Sie die Dosierung bedenkenlos erhöhen. Schließlich ist Spirulina Nahrung! Für ein gleichbleibendes Energieniveau ist es optimal, die Einnahme von Spirulina über den Tag zu verteilen.

det Gifte und Schwermetalle und leitet diese problemlos aus. Spirulina ist innerhalb von 20 Minuten im Blutkreislauf und ist deshalb ein schneller Energielieferant. Dies ist etwa bei Fastenkuren hilfreich, denn die Alge gibt Energie, verbraucht aber keine Verdauungsenergie. Dadurch wird kein Hungergefühl erzeugt. Man fühlt sich während des Fastens fit und stabil, da die Mineraldepots aufrechterhalten werden. Gleichzeitig wird die Entgiftung über die Nieren und die Leber unterstützt.

Entgiftung mit der Alge Chlorella

Chlorella ist eine Süßwasser-Alge, die einen viel höheren Chlorophyllgehalt besitzt als Spirulina. Der CFG oder Chlorella Groth Faktor (CWF = Chlorella-Wachstums-Faktor) unterstützt die Vermehrung unserer körpereigenen Darmbakterien und kräftigt somit unsere Immunabwehr. Die Zellwände von Chlorella sind dicker als bei Spirulina und brauchen aus diesem Grund etwas mehr Zeit, durch die Verdauung aufgespalten zu werden und in die Blutbahn zu gelangen. Einen Namen hat sich Chlorella durch seine effektive Form der Schwermetallausleitung gemacht.

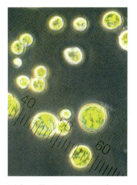

Chlorella ist eine Süßwasser-Alge, die unsere körpereigenen Darmbakterien dabei unterstützt, sich zu vermehren, was sich positiv auf unser Immunsystem auswirkt.

Ganzheitlich arbeitende Zahnärzte nutzen Chlorella, um Schwermetalle wie Quecksilber aus Amalgamfüllungen, aber auch andere Schwermetalle wie Cadmium, Blei, Thallium, Nickel etc. bei den betroffenen Patienten auszuleiten. Schwermetalle, aber auch anorganische Stoffe werden durch die mehrlagigen Zellwände der Alge gebunden und über den Stuhl ausgeschieden.

Interessant ist, dass diese Grünalge nicht nur die Körperzelle in ihrer Tiefe entgiftet, sondern die Zellwände nach dem Vorgang noch mehr abdichtet. Somit werden unsere Körperzellen resistenter gegen „Eindringlinge".

Achten Sie beim Kauf von Chlorella darauf, dass die Alge aus ökologischer Zucht stammt. Auch sollten keine Überzüge, Füllstoffe, Binde- oder Trennmittel darin vorhanden sein. Grundsätzlich sind die Tabletten hier etwas kleiner als bei Spirulina.

Wichtig zu wissen:

Schwangere sollten vor der Einnahme von Chlorella eine mögliche Schwermetallbelastung abklären lassen, da Chlorella entgiftend wirkt. Eine einsetzende Entgiftung durch die Einnahme der Alge kann für das Ungeborene möglicherweise belastend sein.
Auch ist anzuraten, gegen Ende der Schwangerschaft (ab dem 7. Monat) die Dosis Chlorella zu verringern, um diese dann nach der Geburt wieder zu erhöhen.

Gesundheitsprophylaxe mit Enzymen

Nun kennen Sie zwei sehr starke Partner zur Unterstützung Ihrer Gesundheit. Lernen Sie nun auch noch einen dritten kennen, der in der Gesundheitsprophylaxe meiner Meinung nach nicht fehlen darf: Enzyme. Enzyme sind Eiweißkörper (Proteine) mit katalytischen Eigenschaften. Sie sind fast überall am Werk, wo biologische Prozesse ablaufen: Sie machen Malz und Hopfen zu Bier und Traubensaft zu Wein, verwandeln Teig in Brot, lassen Milch zu Käse reifen.

Im menschlichen Körper sind Enzyme dafür verantwortlich, dass unsere Nahrung über viele verschiedene Stoffwechselprozesse in Lebensenergie umgewandelt wird. Verdauungsenzyme zerlegen die Nahrung zum Beispiel in verdaubare Stoffe, Transportenzyme sorgen dafür, dass diese kleinen Teile zur Bestimmungszelle transportiert werden. Stellen Sie sich das einmal vor: Ohne Enzyme würde es ganze 1000 Jahre (!) dauern, bis ein einziger Bissen Fleisch zerlegt und durch die Darmwand hindurch zu den einzelnen Zellen des Körpers gelangt wäre.

Enzyme werden auch als Katalysatoren bezeichnet, das sind Beschleuniger von Prozessen. Man hat errechnet, dass eine Reaktion, die von einem Enzym katalysiert wird, im Durchschnitt eine Million

Haarpraxis-Tipp: Entgiftungskur mit Chlorella

Wenn Sie das erste Mal Chlorella einnehmen, nehmen Sie zu Beginn zwei Tabletten, den nächsten Tag vier, dann sechs usw. bis hin zu zehn Stück. Möchten Sie eine massive Entgiftung einleiten, nehmen Sie nach der Eingewöhnung morgens vor dem Früh-stück 15 - 20 Tabletten und nachmittags noch einmal, einen Monat lang. Danach gehen Sie für die nächsten vier Wochen auf 2x 10 Tabletten pro Tag runter und schleichen mit 2x5 Tabletten pro Tag noch einmal vier Wochen aus. Diese Drei-Monats-Kur können Sie dann ein halbes Jahr später noch einmal wiederholen. Nach dieser Kur können Sie entweder zu Spirulina wechseln oder kombinieren beide Grünalgen. Spirulina dient dazu, Energie zuzuführen, Chlorella hält währenddessen die Entgiftung sanft in Gang.

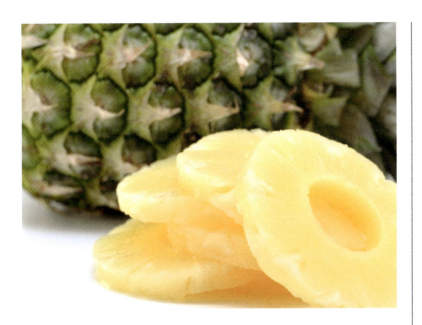

Am leckersten schmeckt das Enzympaket Ananas sonnengereift.

Mal schneller abläuft als ohne das Enzym. Darum können Enzyme zum Beispiel auch Heilvorgänge unterstützen, wie etwa die Wundheilung nach Operationen oder Verletzungen. In der systemischen Enzymtherapie kommen vor allem Obst-Enzyme aus der Ananasfrucht (Bromelain) und der Papaya (Papain) zum Einsatz.

Bromelain – der Extrakt aus der Südsee-Frucht

Bis Anfang des 19. Jahrhunderts nannten die Menschen sie die Königin der Früchte: die Ananas (Ananas comosus). Seitdem Christoph Kolumbus sie nach Europa brachte, wird sie nicht nur wegen ihres köstlichen Geschmacks gerühmt, sondern auch wegen ihrer Qualitäten für die Gesundheit, wie zum Beispiel der guten Wirkung auf die Verdauung. Heute schätzt man die Ananas vor allem wegen ihrer Eiweiß spaltenden Enzyme (Proteasen), die man auch unter dem Namen Bromelain zusammenfasst. Im Leistungssport ist Bromelain ein gefragter Wirkstoff zur Behandlung von Schwellungen und Schmerzen, die von stumpfen Verletzungen herrühren. Als Protea-

Wussten Sie, dass es zum Beispiel in Japan Heilbäder gibt, in denen der Patient in warmen, enzymgetränkten Holzspänen „badet". Dadurch wird die Haut von alten Schuppen und Parasiten befreit und desinfiziert.

sen zeigen sie außerdem wesentlich weniger schädliche Nebenwirkungen als beispielsweise klassische Schmerzmittel.

Wo kann Bromelain helfen?
- Bei Schwellungen und Blutergüssen.
- Bei den Symptomen der Sinusitis.
- Bei Schwellungen und Schmerzen von stumpfen Verletzungen und Hämatomen. Bromelain gilt darum als Alternative zu Analagetika beziehungsweise Antirheumatika.
- In der Vorbeugung verletzungsbedingter Schwellungen und Überlastungserscheinungen.
- Bei der Aktivierung von Immunzellen, die Tumorzellen angreifen.

Fast Food, Fertiggerichte und Mikrowellennahrung sind enzymarm, da sie zu stark erhitzt und behandelt wurden. Alle Lebensmittel, die über 42 Grad erhitzt werden, verlieren ihre Enzyme. Deshalb sollte frisches Obst und rohes Gemüse täglich einen Teil unserer Ernährung ausmachen. Zusätzlich können Sie Enzymkonzentrate zum Beispiel in Apotheken kaufen und diese begleitend zur Ernährung, aber auch zu den vorher genannten Algen Spirulina und Chlorella einnehmen. Sie können hier nichts überdosieren, bei Enzymen sind keine Nebenwirkungen bekannt. Je mehr Enzyme Sie einnehmen, desto mehr bleibt Ihr Körper in der Tiefe gereinigt und aktiv.

Wichtig zu wissen:

Bromelain ist ein komplementäres Arzneimittel, bei dem die Wirkung erst im Laufe einiger Tage eintritt. Empfehlenswert ist die Einnahme vor den Mahlzeiten (circa eine Stunde).

Sind Sie krank, beispielsweise durch einen Infekt, können Sie davon ausgehen, dass Sie schon ein Enzymdefizit haben.

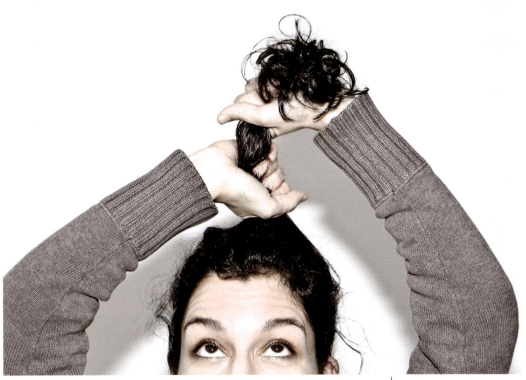

Ist Ihr Haar auch so gut drauf wie Sie sich gerade fühlen?

Selbstdiagnose

Was Sie tun können, um dauerhaft gut auszusehen

In vielen Fällen können Dermatologen und Friseure kaum hilfreiche Antworten auf Haarausfall liefern. Daher im Folgenden für Sie einige Anhaltspunkte, die Ihnen dabei behilflich sein können, selber zu diagnostizieren.

Eine ausgeprägte Symptomatik aber, die auf die selbst durchgeführten Maßnahmen nicht anspricht, verlangt nach einem erfahrenen Arzt oder Heilpraktiker. Wichtig ist, dass Sie sich bereits im Vorfeld über die einschlägige Kompetenz des Fachmanns in puncto Haare und Kopfhaut erkundigen. Nur so können Sie sicher sein, dass Sie auch in guten Händen sind und Gesundung erfahren.

Sollten Ihnen mehr Haare ausfallen als normal erscheint, empfehle ich folgende Vorgehensweise, bevor Sie einen Haarpraktiker
oder Dermatologen aufsuchen:

Überprüfen Sie, um was es sich handelt: Fällt Ihr Haar wirklich aus oder bricht es?

Generell sind Haare sehr unempfindlich und robust. Ein normales,
gesundes Haar lässt sich nicht so einfach zerreißen. Man sagt, dass
90 Gramm Haare einen VW Golf tragen könnten. Denken Sie nur an
die Artistinnen im Zirkus, die sich am Haarschopf aufhängen können
und im schwebenden Zustand Kunststücke vollbringen. Wenn Sie
mehrere chemisch-synthetische Haarbehandlungen hatten, kann es
eher sein, dass Ihr Haar abbricht statt ausfällt.

Nehmen Sie die gesammelten, scheinbar ausgefallenen Haare in
die Hände und reißen Sie daran. Lassen sich diese zerreißen wie ein
poröses Gummiband, dann brechen Ihnen die Haare weg, sie fallen
NICHT aus. Auch weisen diese Haare nicht die typischen kleinen runden Köpfchen auf, wie beim Haarausfall. Ihr Haar ist so porös geworden, dass es beim Kämmen, beim Zusammenbinden oder einfach
auch nur so, wenn Sie mal kurz hängen bleiben, sofort abbricht. So
wie Herbstblätter beim Reiben in den Händen zerbröseln, weil sie
ausgetrocknet sind. Genauso zerbröselt Ihr Haar. Ihre Haare müssen
flexibel gehalten werden, damit sie nicht knicken und abbrechen,
beispielsweise durch das Haarebürsten und eventuell durch Pflegeprodukte (siehe Haarpflegetipps).

Das Haar fällt wirklich aus

In diesem Fall bürsten Sie bitte trotzdem täglich Ihre Haare. Denn
ohne Kopfhautdurchblutung wird der Haarausfall meist noch schlim-
mer. Außerdem schaffen Sie schneller Platz für neues nachwachsen-
des Haar. Kopfhautbürsten ist Haarwuchs anregend!

INNEN | 143

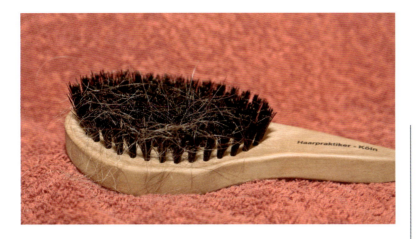

Haarbruch oder Haarausfall? Das tägliche Bürsten bringt es an den Tag und hilft beim Haaresammeln.

Selbstdiagnose:
Finden Sie die Gründe für Ihren Haarausfall

- [ ] Jahreszeit
- [ ] Altersabschnitt
- [ ] Kopfhautzustand (gerötet, schuppig, verspannt, schmerzhaft, juckend, brennend)
- [ ] Reagieren Sie auf etwas allergisch? Haarpflegemittel und/oder Nahrung?
- [ ] Hatten Sie Stress?
- [ ] Hatten Sie Sorgen?
- [ ] Fehlen Ihnen Nährstoffe?
- [ ] War Ihre Diät zu „streng"?
- [ ] Sind Sie übersäuert?
- [ ] Nehmen Sie spezielle Medikamente ein?
- [ ] Hatten Sie vermehrt Durchfälle?
- [ ] Hatten Sie einen Infekt oder eine Entzündung?
- [ ] Gibt es eine chronische Krankheit?
- [ ] Gab es einen Unfall oder sogar eine Operation?
- [ ] Gibt es Schadstoffe in Ihrer Wohnung oder wurde vor kurzem renoviert?

Haarausfall?

Bitte zählen Sie die ausgefallenen Haare eine Woche lang täglich, um festzustellen, ob es mehr als 100 Stück am Tag sind. 60 bis 100 Haare dürfen täglich ausfallen. Werden es mehr, spricht man von Haarausfall.

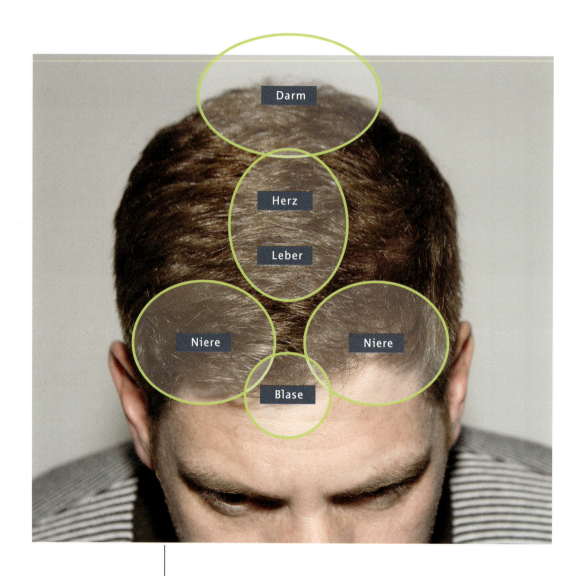

Bitte stellen Sie fest, wo Ihr Haar ausfällt

Nur vorne am Haaransatz: Haarausfall in dieser Zone weist auf Übersäuerung hin, schwache Nieren und mögliche Blasenstörungen.
Am Oberkopf: Es könnte eine Übersäuerung vorliegen oder eine androgenetische Störung. Punktuelle Veränderungen weisen auf die Organe Leber und Herz hin.

INNEN | 145

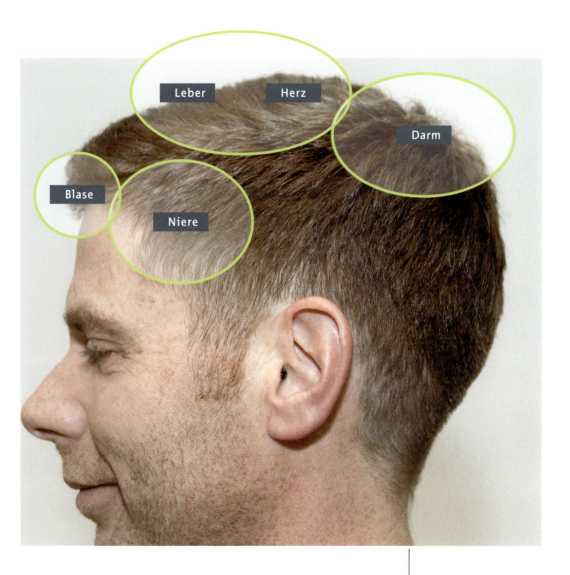

Am Hinterkopf: Hier könnte die Ursache im Darm liegen und/oder beim Mann kann testosteronbedingter Haarausfall vorliegen.
Am ganzen Kopf: Hier kann eine massive Übersäuerung vorliegen, ein Alterszyklen bedingter Haarwechsel oder eine Immunstörung.

Ein Blick auf die Nägel hilft bei der Diagnose.

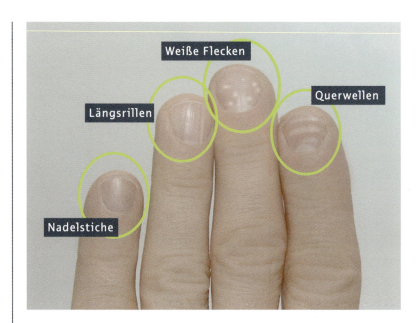

Schauen Sie auf die Fingernägel

Betrachten Sie genau die Oberflächenbeschaffenheit Ihrer Nägel. Ein Fingernagel wächst vom Ansatz bis zur Spitze circa drei Monate lang. Nicht alle Nägel müssen in ihrer Oberfläche verändert sein. Zur Diagnose reicht es aus, dass zwei bis drei Fingernägel die erkannten Eigenschaften widerspiegeln.

Brüchige Nägel: Generell weisen brüchige und weiche Nägel auf eine Mangelerscheinung hin. Das kann durch gute Ernährung und Nahrungsergänzungen behoben werden. Meist mangelt es im Körper an Silizium.

Weiße Flecken auf den Nägeln: Weisen auf eine Übersäuerung zu dem Zeitpunkt hin, als der Fleck sich bildete. Säuren „knabbern" am Mineralstoffhaushalt. Nägel (und auch die Haare) leiden – aufgrund der hohen Konzentration an Mineralstoffen darin – als erste unter der Säureflut, um diese zu neutralisieren. Ähnlich wie Haare durch lang anhaltende Übersäuerung ergrauen können, entstehen auf den Fingernägeln weiße „Wölkchen" oder sogar große Flecken.

Teilen Sie Ihren Fingernagel in drei Abschnitte ein, also ein Abschnitt für je einen Monat. Dann können Sie ungefähr ermitteln, wann sich die Flecken gebildet haben. Vielleicht haben Sie in dieser Zeit eine Erkrankung erlebt, eine Phase schlechter Ernährung oder viel Stress?

Die Nägel weisen Längsrillen auf: Dann können Sie davon ausgehen, dass die Besiedlung mit Darmbakterien gestört oder der Darm durch Ablagerungen belastet ist. Auch wenn man regelmäßig zur Toilette gehen kann, kann im Darmtrakt eine Störung vorliegen. Dieser muss auf den Grund gegangen werden. Je tiefer die Rillen sind, umso schwerwiegender ist das Problem dort verankert. Sollte sich der Darm regenerieren, gehen die Längsrillen mit der Zeit von alleine weg.

Querwellen auf dem Fingernagel: Dann entgiften Sie etwas Schwerwiegendes. Möglicherweise liegen hier Vergiftungen vor durch belastende Substanzen jeglicher Art. Oder Sie hatten vielleicht einen fieberhaften Infekt. In dem Fall ist es so, dass die Querwelle nach oben herauswächst. Kommen immer neue hinzu, müssen Sie unbedingt einen Arzt aufsuchen, um die Ursache zu erforschen! Ihr Immunsystem ist sonst mit der Entgiftung auf Dauer überfordert und das kann zu weiteren Schäden und Symptomen führen. Auch werden diese Querwellen als chronische Stoffwechselstörungen angesehen, bis hin zu Entzündungen wie Gicht oder Rheuma.

Stecknadelstiche auf dem Fingernagel: Vertiefungen auf dem Nagel, wie von einer Stecknadel verursacht, deuten auf eine beginnende Schuppenflechte hin.

148 | Die HaarSprechStunde

Fragen an den Arzt oder Heilpraktiker zum Thema Haarausfall:

☐ Bin ich übersäuert?

☐ Wie sieht mein Hormonspiegel aus?

☐ Wie sieht meine Darmbesiedelung aus? Fehlen dort Bakterien oder gibt es sogar Pilze?

☐ Gibt es Allergien?

☐ Fehlen mir bestimmte Nährstoffe im Körper?

☐ Wie sieht mein Blutbild aus?

☐ Gibt es eventuell Infektionen in meinem Körper?

☐ Könnten die Zähne beteiligt sein?

☐ Was ist mit der Schilddrüse?

☐ Gibt es Metallbelastungen oder Umweltgifte im Körper?

☐ Haben meine bisherigen Medikamente Nebenwirkungen, die mir nicht bekannt sind?

INNEN | 149

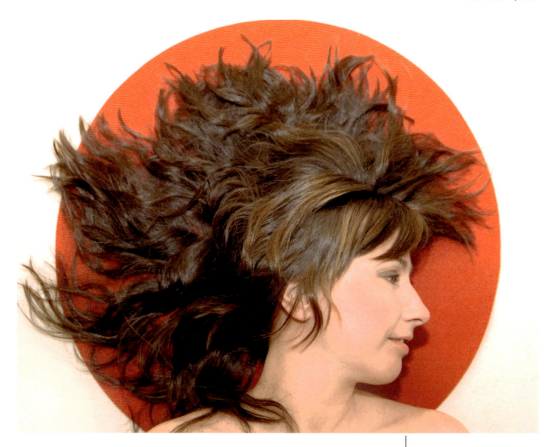

Alle Experten-Tipps zur Haarpflege auf einen Blick

Auf den folgenden Seiten lesen Sie nun alle meine Rezepte für eine gesunde Kopfhaut und schönes und volles Haar:

Diese sind zum einen noch einmal die Essenz aus den vorherigen Kapiteln. Es gibt aber auch noch einige zusätzliche Varianten zum Ausprobieren. Alle Rezepte sind aus meiner 25-jährigen Beobachtung und Erfahrung gewachsen. Je nach Schwere bzw. Ausprägung des jeweiligen Haar- und Kopfhautproblems wirken manche Mixturen und Vorgehensweisen sehr schnell. Andere erfordern eine tägliche Disziplin bis Besserung eintritt. Sie müssen nicht alle Produkte gleichzeitig verwenden. Schauen Sie, welche Sie wirklich ansprechen

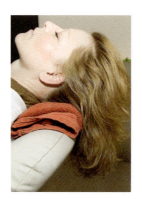

Tägliches Haarebürsten ist sowohl für stumpfe als auch für trockene Haare zu empfehlen.

und wie Sie selber gerne mit Ihrem Haar umgehen. Das Bürsten der Haare und der Kopfhaut ist in allen Fällen die Grundvoraussetzung für eine tiefe Durchblutung und Entschlackung des Kopfhautbindegewebes. Ich wünsche Ihnen viel Spaß beim Ausprobieren und natürlich vollen Erfolg mit den Rezepten.

Haare sind stumpf (glanzlos)
- Täglich Haarebürsten, um die Schuppenschicht zu schließen.
- Zum Waschen Sanoll Naturmolke-Shampoo verdünnt anwenden.
- Bei stark kalkhaltigem Leitungswasser können Sie mit etwas Quellwasser (mit und ohne Kohlensäure) die Kopfhaut und Haare durchspülen.
- Spirulina einnehmen.

Haare sind trocken (Haar im Naturzustand)
- Täglich Haarebürsten, um die Schuppenschicht zu schließen.
- Zum Waschen Sanoll Naturmolke-Shampoo verdünnt auftragen, denn die feine Säure darin schließt das Haar.
- Sanoll Haarspitzencreme für Feuchtigkeit eine halbe Stunde vor dem Haarewaschen auf die Spitzen geben, mit der Haarbürste dann circa fünf Minuten durchbürsten. Danach die Bürste gründlich mit Shampoo auswaschen.
- Buttermilchspray von Sanoll, um die Haare zu schließen, so dass Feuchtigkeit im Haar bleibt.
- Oliebe Kokoscreme, damit das Haar flexibel bleibt und nicht bricht.

Haare sind verknotet nach dem Waschen
- Täglich Haarebürsten, um die Schuppenschicht zu schließen.
- Zum Waschen Sanoll Naturmolke-Shampoo verdünnt auftragen, denn die feine Säure darin schließt das Haar.
- Sanoll Haarspitzencreme für Feuchtigkeit eine halbe Stunde vor dem Haarewaschen auf die Spitzen geben, mit der Haarbürste

INNEN | 151

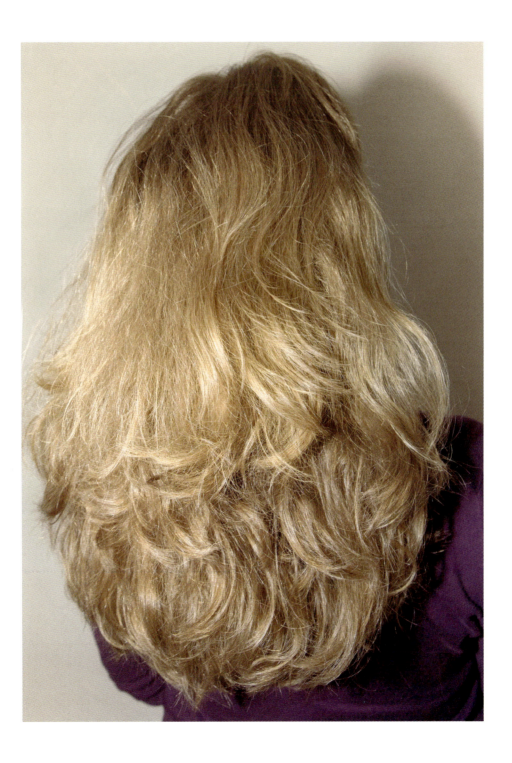

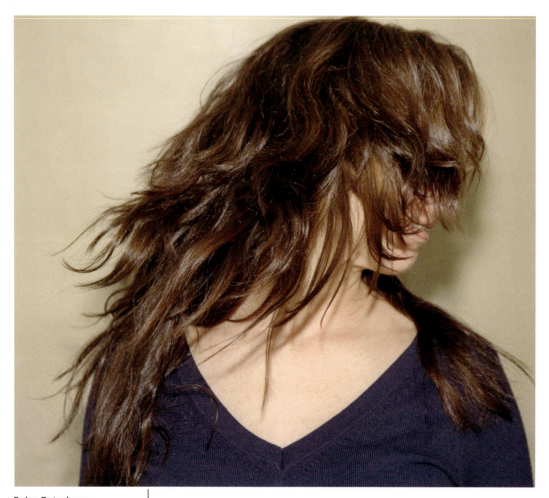

Beim Entwirren von langem Haar nach dem Waschen helfen Naturmolke-Shampoo, Haarspitzen-Creme sowie Kämmspray.

dann circa fünf Minuten durchbürsten. Danach die Bürste gründlich mit etwas Shampoo auswaschen.
- Buttermilchspray von Sanoll oder Vinaigre de Toilette, um die Haare zu schließen, so dass Feuchtigkeit im Haar bleibt.
- Nach dem Waschen die feuchten Haare Strähne für Strähne mit der Naturborstenbürste auskämmen, so entsteht kein Verheddern und es muss vorher keine Spülung zusätzlich verwendet werden.

Haare sind trocken (durch synthetische Haarfarbe, Strähnen etc.)
- Täglich Haarebürsten, um die stark beschädigte Schuppenschicht zu schließen.
- Zum Waschen verdünnt das Sanoll Naturmolke-Shampoo verwenden.
- Sanoll Haarspitzencreme für Feuchtigkeit auftragen, der Kopfhauttalg wird dadurch simuliert und repariert das Haar.
- Oliebe Haarspülung Citrus ist die bessere Variante zu jeglichen mir bekannten anderen Haarkuren.
- Buttermilchspray von Sanoll, um die Haare zu schließen, so dass Feuchtigkeit wieder im Haar bleibt.
- Oliebe Kokoscreme, damit das Haar flexibel bleibt und nicht bricht.

Haare sind elektrisch (meist nur im Winter)
- Täglich Haarebürsten, um die Fette zu verteilen.
- In das trockene Haar Buttermilchspray von Sanoll sprühen.
- Sehr wenig Oliebe Kokoscreme ins Haar geben, um es zu binden.
- Henna neutral oder Pflanzenfarbe.

Haare sind splissig
- Täglich Haarebürsten, um die Spitzen mit den Kopfhautfetten zu ummanteln.
- Zum Waschen verdünnt das Sanoll Joghurt-Molke-Shampoo anwenden.
- Eventuell Haarschnitt ändern.
- Henna neutral oder Pflanzenfarbe.
- Spirulina oder Chlorella einnehmen.
- Heißes Föhnen oder Glätteisen meiden.

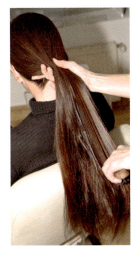

Die Haarspitzencreme sollte rund fünf Minuten lang in die Haare eingebürstet werden.
Nach etwa einer halben Stunde waschen Sie Ihr Haar normal mit Shampoo aus.

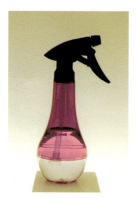

In den meisten
Fällen fehlt den Haaren
Feuchtigkeit.

Haare sind fein (ohne Volumen)
- Täglich Haarebürsten zur Durchblutung der Kopfhaut.
- Zum Waschen verdünnt das Sanoll Hanf-Shampoo oder Tonmineralerde im Wechsel anwenden.
- Henna neutral oder Pflanzenfarbe.
- Spirulina oder Chlorella einnehmen.

Haare sind schlaff
- Prüfen Sie Ihr bisheriges Haarwaschmittel auf Inhaltsstoffe wie Silikone oder Panthenol. Sollten diese darin enthalten sein, waschen Sie die nächsten zwei bis drei Male mit Sanoll 7,7 Seifen-Shampoo.
- Täglich Haarebürsten.
- Zum Waschen verdünnt das Sanoll Hanf-Shampoo oder Tonmineralerde im Wechsel anwenden.
- Henna neutral oder Pflanzenfarbe zur Kräftigung und Verdickung der Haare.
- Kieselerde einnehmen.
- Spirulina oder Chlorella einnehmen.

Haare brechen ab
- Tägliches Bürsten der Haare zum Konservieren und für ihre Geschmeidigkeit.
- Zum Waschen Sanoll Naturmolke-Shampoo verdünnt verwenden.
- Sanoll Haarspitzencreme.
- Oliebe Haarspülung Citrus.
- Buttermilchspray von Sanoll.
- Kieselerde einnehmen.
- Spirulina oder Chlorella einnehmen.
- Allergietest auf Nahrungsmittel-Unverträglichkeiten machen, da vielleicht eine Resorptionsstörung vorliegt.
- Entsäuerung (innerlich).
- Darmsanierung.

Kopfhaut ist trocken oder auch allergisch
- Täglich Haarebürsten.
- Zum Waschen Sanoll Hanf-Shampoo verdünnt oder Tonmineralerde anwenden.
- Bei kalkigem Leitungswasser können Sie mit etwas Quellwasser (mit und ohne Kohlensäure) die Kopfhaut und Haare durchspülen und einwirken lassen.

Kopfhaut schuppt
- Immer zuerst prüfen, ob Produktablagerungen vorliegen!
- Täglich Haarebürsten als Peeling.
- Zum Waschen verdünnt Sanoll 7,7 Seifen-Shampoo oder Tonmineralerde im Wechsel anwenden.
- Salzspülung für die Kopfhaut.
- Brennnesselsud.
- Entsäuerung von innen und Entsäuerungsbäder.
- Nahrungsmittel-Unverträglichkeiten prüfen.

Kopfhaut mit Schuppenflechte
- Versuchen Sie täglich vorsichtig Haarebürsten als Peeling.
- Kalt gepresste Öle (Olive, Nachtkerze, Jojoba, Weizenkeim) circa eine halbe Stunde vor dem Haarewaschen auftragen.
- Zum Waschen Sanoll 7,7 Seifen-Shampoo verdünnt benutzen.
- Bei hoher Empfindlichkeit der Kopfhaut verdünnt das Sanoll Hanf-Shampoo oder Tonmineralerde anwenden.
- Salzspülung für Kopfhaut.
- Entsäuerung von innen.
- Entsäuerungsbäder als Fuß- und Vollbäder.
- Darmsanierung ist bei Schuppenflechte immer ratsam!

Kopfhaut gerötet, verschlackt oder verspannt
- Täglich Haarebürsten zur Durchblutung der Kopfhaut.
- Entschlackungsmassage.

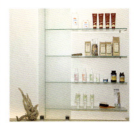

Beim „Haarpraktiker" gibt es wenige, aber dafür ausgesuchte Produkte zur Haar- und Kopfhautpflege.

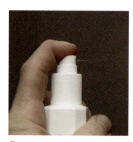

Ökologische Stylingprodukte den Haaren und der Umwelt zuliebe

Kopfhaut juckt und schuppt
- Täglich Haarebürsten als Peeling.
- Haarbürste danach IMMER reinigen!
- Zum Waschen Sanoll 7,7 Seifen-Shampoo verdünnt oder Tonmineralerde anwenden.
- Teebaumöl-Haarwasser.
- Ketoconazol-Shampoo, da eventuell Verdacht auf Kopfhautpilze besteht. Um ganz sicher zu sein, sollte ein erfahrener Dermatologe vorher einen Kopfhautabstrich machen.

Kopfhaut riecht
- Täglich Haarebürsten, um die Ausscheidung der Kopfhaut anzuregen.
- Zum Waschen Sanoll 7,7 Seifen-Shampoo verdünnt benutzen.
- Entsäuerungskur von innen.
- Rosmarin- oder Lavendelhaarwasser.
- Vinaigre de Toilette.

Kopfhaut fettig
- Täglich Haarebürsten, um die Ausscheidung der Kopfhaut anzuregen, bis sich die Fettproduktion langsam verringert.
- Zum Waschen Sanoll Brennessel-Molke-Shampoo verdünnt anwenden.
- Bei starker Fettbildung Sanoll 7,7 Seifen-Shampoo verdünnt benutzen.
- Henna neutral beruhigt die Poren.
- Brennnesselspülungen.
- Rosmarin-Haarwasser (s. Teebaumöl, gleiches Rezept).
- Pfefferminztee als Spülung oder Minzhaarwasser.

Kopfhaut weiß
- Täglich Haarebürsten zur Durchblutung der Kopfhaut.

INNEN | 157

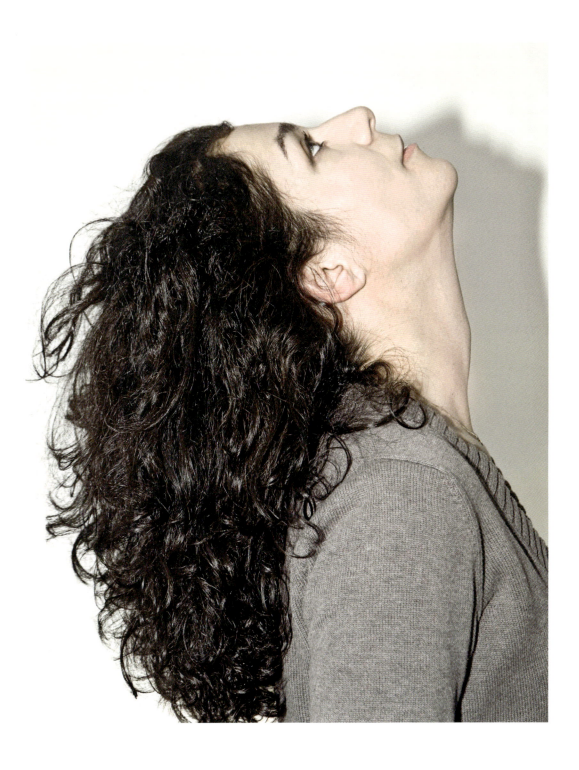

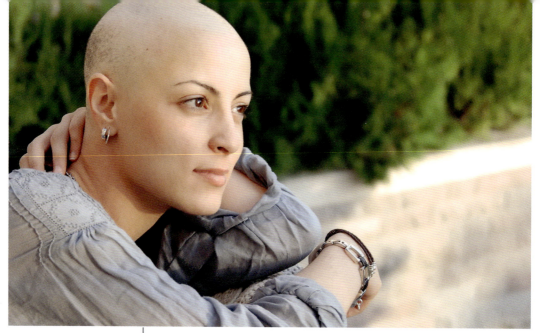

Nach der Chemotherapie ist Geduld ganz wichtig, denn die Haarwurzeln produzieren vom Nullpunkt an neues Haar. Bis Haare zu sehen sind und eine entsprechende Länge haben, um sie frisieren zu können, dauert das etwas. Kopfhautdurchblutung ist dabei das Stichwort!

Haarpflege in Zeiten der Krebstherapie

Ausfallende Haare bis hin zur „Chemoglatze" sind für viele Krebspatienten ein Schreckgespenst.

Haare sind eine Verlängerung des Stoffwechsels. Was in den Körper hinein kommt, wird auch über die Haare wieder ausgeschieden. Stoffe, die den Körper aufbauen (Vitamine, Mineralien), beziehungsweise schädigen (Umweltgifte, Medikamente etc.), wirken sich unmittelbar auf die Haarstruktur aus. Die Chemotherapie bedeutet eine starke Zellschädigung, so dass Haare oft ausfallen. Ich rate jeder Betroffenen, mutig durch diese besondere Zeit hindurch zu gehen. Verstehen Sie Haare als etwas Temporäres. Diese haben grundsätzlich ihren eigenen Zyklus, sie kommen und gehen. Haare und Frisuren sind ein sehr starkes Ausdrucksmedium. Sich einmal mit kurzen Haaren zu erleben, egal ob Mann oder Frau, ist immer spannend für die Persönlichkeitsentwicklung. Warum also nicht auch mal mit einer Glatze? Verstehen Sie diesen Prozess genauso temporär. Die Haare kommen ganz sicher wieder und damit ein neues Ich.

Glatze: Reduktion aufs Wesentliche

In meiner Behandlung frage ich anfangs, wie sich die Kundin selber sieht. Gibt es eine Vorstellung oder gar Panik wegen der kommenden Glatze, oder betrachtet sie das eher „cool"? Wenn sie eine Glatze akzeptieren kann, rate ich sehr früh, die Haare sehr kurz abzuschneiden. Denn während der Chemotherapie sich ständig lange Haare auszuziehen wird als viel traumatischer erlebt als eine Glatze zu zeigen. Eine Glatze zur Schau getragen wirkt dagegen sehr selbstbewusst. Auch erleben viele Frauen diese Phase der „Reduktion aufs Wesentliche" als eine spannende Zeit, sich neu zu entdecken.

Perücke: Schutz vor „dummen" Fragen

Wer hingegen Haare und Frisur behalten möchte, braucht eine gut gemachte Perücke. In diesem Fall schicke ich die Kundinnen vor Beginn der Therapie zu einem Perückenmacher. Hier können sie ihre bestehende Frisur zeigen und ein paar Photos von sich mitbringen. Der Perückenmacher kann so eine exakte Kopie der bestehenden Frisur erstellen und die Umwelt behält so den Eindruck der ihnen bekannten Person. Wenn diese Perücke nahezu identisch ist mit der jetzigen Frisur, fällt das niemandem auf und es werden auch keine „dummen" Fragen gestellt. Das gibt der Trägerin ein gutes, ruhiges Gefühl während dieser sehr zehrenden Phase.

Bis nach der Chemotherapie Haare zu sehen sind, dauert es etwas. Es kann sein, dass die Haare sogar am Anfang grauer oder farbloser wirken, doch das ändert sich bald. Auch fühlt sich oft die erste nachwachsende Struktur von rund 3-5 cm etwas anders an, z.B. trockener, härter, stumpfer oder dünner. Doch auch das gibt sich mit der Zeit, wenn die „chemischen" Reste aus dem Körper geschieden sind. Jedoch kenne ich auch sehr positive Haarergebnisse nach einer überstandenen Chemotherapie. Zum Beispiel, dass Haare dicker und farbtiefer nachwachsen. Aus bisher glatten Haarstrukturen werden plötzlich sanfte Wellen. Das ganze Haar wirkt solider als vor der Krebserkrankung.

Tipps für die Zeit nach der Chemotherapie

Auch wenn die Kopfhaut noch blank ist, starten Sie das Kopfhautbürsten mit einer weichen Naturbürste. Wenn die ersten Haare zu sehen sind, gehen Sie zu einer festeren Haarbürste über.

• Bürsten Sie jeden Tag morgens und abends die Kopfhaut. Damit unterstützen Sie den Körper, Gifte über die Kopfhaut und die Lymphgefäße auszuscheiden. Der sich bildende Säureschutzmantel wird durch das Bürsten über die Kopfhaut und in die Haare verteilt und erhöht deren Glanz. Auch regen Sie dadurch das Zellwachstum an und der Haarwuchs beschleunigt sich. Das gilt grundsätzlich für jeden Menschen.

• Im Falle einer Krebserkrankung sollte die Entgiftung naturheilkundlich beschleunigt und zusätzlich eine Darmsanierung begonnen werden.

Die richtige Bürste
Bürsten mit Wildschweinborsten sind Problemlöser in Sachen Haargesundheit: Doch Bürste ist nicht gleich Bürste.

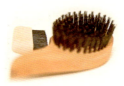

1. Bei der festen Bürste
zur Pflege von Haaren sind immer kurze und lange Borsten in den Holzkörper eingezogen. Die langen Wildschweinhaare dringen durch das Haar bis zur Kopfhaut vor, lösen dort Schuppen und Ablagerungen, während die kurzen Borsten diese aufnehmen und aus dem Haar abtransportieren.

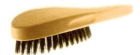

2. Die Bürste für die Durchblutung der Kopfhaut
hingegen besteht aus weicheren Borsten, die auf gleiche Länge geschnitten sind, damit sie die empfindliche Haut nicht irritieren.

Lust auf Styling

Ich verstehe total, wenn die Haare endlich wieder nachwachsen, dass die Frau für ihre rückzugewinnende Weiblichkeit mit Frisuren und Styling spielen möchte. Auch kann sie ihren Typ nun, bis die Haare wieder lang sind, über viele Frisuren neu entdecken. Dass man da gleich gerne in den Haarfärbetopf greifen möchte, verstehe ich auch. Jedoch ist die Kopfhaut auch ein Entgiftungsorgan und somit sehr aufnahmefähig für Stoffe von außen.

Natürliche statt chemische Haarfarben

Chemische Haarfarben dringen durch die aufquellenden Oxidationsmittel nicht nur in die Haare, sondern auch in die Kopfhaut. Über die Blutgefäße wird diese Farbe dann abtransportiert und kann sich in den Schleimhäuten, zum Beispiel in der Gebärmutter ablagern. Das birgt dann das nächste schlummernde Krebsrisiko. Seit ich vor mehr als 20 Jahren in der Zeitschrift Ökotest gelesen habe, dass Frauen, die sich über einen Zeitraum von mindestens fünf Jahren regelmäßig die Haare mit oxidativer Haarfarbe färbten, ein fünffach höheres Brustkrebsrisiko hatten als diejenigen Frauen, die keine oxidativen Haarfarben benutzten, habe ich als Haarpraktiker konsequent auf natürliche Haarfarben umgestellt. Auch wenn Experten mittlerweile davon ausgehen, dass aufgrund des Verbots einer ganzen Reihe problematischer Substanzen bei chemischen Haarfärbemitteln kein Krebsrisiko mehr besteht, rate ich immer, chemische Haarfarben zu meiden oder zumindestens nie mit der Kopfhaut in Kontakt zu bringen. Entweder man macht nur helle oder dunkle chemische Strähnen oder man geht gleich in die natur- und gesundheitsschonende Pflanzenhaarfarbe über. Bei diesen reinen Naturfarben behalten Sie immer ein gutes Gewissen. Die Kräftigung sowie der Glanz der Haare sind einfach bestechend. Es war mir deshalb ein besonderes Anliegen, diesen Ratgeber für Verbraucher und Friseure zu schreiben, denn die gängige Kosmetikbranche hält sich wohlweislich mit Informationen über krankmachende Inhaltsstoffe zurück.

Eine Dokumentation über Vergiftung und Haarausfall

Der Fall Marion Hartmann*

Als Marion Hartmann* 1998 das erste Mal zu mir kam, litt sie unter sehr starkem Haarausfall mit teilweiser Glatzenbildung und hatte schwerste Ekzeme auf den Handrücken. Sie erzählte mir, dass sie eine sehr engagierte Zahnärztin sei, die wohl ihren Beruf aufgeben müsse, da sie mittlerweile hochgradig allergisch auf jegliches Metall reagiere.

In den 1990er Jahren hatten noch viele Menschen alte Amalgamfüllungen in den Zähnen und es wurde immer bekannter, wie schädlich das Quecksilber dieser Füllungen tatsächlich war. Frau Hartmann war sehr bedacht darauf, diese alten Füllungen auszubohren und sie durch verträgliches Material zu ersetzen. Da beim Ausbohren dieser Schwermetallfüllungen Feinstaub entsteht, wurde Frau Hartmann zunehmend damit kontaminiert. Dies wurde so schlimm, dass bei ihr schwerste körperliche Reaktionen erfolgten. Haarausfall und Ekzeme waren nur das „Endprodukt" in der Symptomkette.

Die Erforschung der Vorgeschichte und eine Haarmineralanalyse kommen den Ursachen auf die Spur

Eine Haarmineralanalyse brachte dann noch genauere Erkenntnisse über die Höhe der Intoxikation der Schwermetalle. Es waren nicht nur Quecksilber sondern außerdem eine hohe Arsenkonzentration in ihrem Körper vorhanden. Zudem hatte sie eine hohe Rate des Candida Albicans-Pilz im Darm, was auch auf Schwermetalle im Körper hinweist (s. Abschnitt Darmpilze). Sie erzählte mir dann, dass sie als

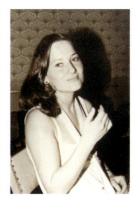

Marion Hartmann* 1979 vor der Hepatitis mit circa 25 Jahren, eine schöne junge Frau, stolz auf ihr volles, glänzendes Haar.

* Name geändert

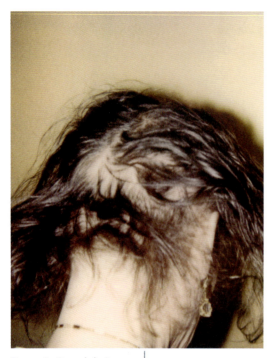 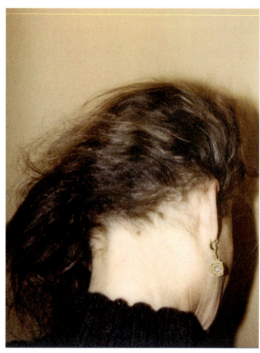

Der erste Besuch bei Michael Rogall war im August 1998.
Man erkennt Haarverlust mit teilweiser Glatzenbildung, vor allem im Nacken und hinter den Ohren. Am Oberkopf stark diffuser Haarausfall.

Auf dem zweiten Photo sehen Sie, dass beim Besuch im November 1998 schon Haare nachgewachsen sind.

Sechsundzwanzigjährige eine schwere Hepatitisinfektion hatte und damals sechs Wochen im Krankenhaus gewesen war. Danach begannen erste Haarprobleme, denn ihre körperliche Konstitution war geschwächt. Verdauungs- und Darmprobleme wurden massiver, Ekzeme kamen und gingen. Zudem flüchtete die junge Frau aus der Ex-DDR, was mit starkem Stress verbunden war.

Eine Neuorientierung befreit von den Beschwerden
Glücklicherweise war Marion Hartmann sehr offen für alternative Heilmethoden. Neben meinen Behandlungen wurde sie von einem sehr erfahrenen Heilpraktiker entgiftet und aufgebaut.

Wegen der vielen Unverträglichkeiten stellte sie ihre Nahrung zunächst auf Makrobiotik um. Ihre inneren Organe wurden dadurch

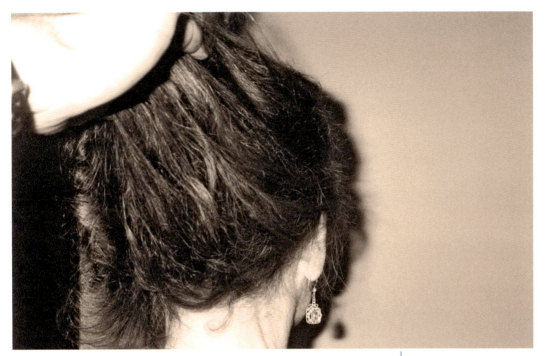

Wieder volles Haar, geschlossener Haarwuchs im Jahr 1999.

entlastet und so kam sie langsam zu Kräften. Über ein Jahr später, im Jahre 1999, waren die ersten Haare wieder nachgewachsen. Das Haar verdichtete sich zunehmend, wurde kräftiger und erhielt seinen Glanz zurück. Auch gab sie ihren Zahnarztberuf auf und wandte sich der Traditionellen Thai Yoga Massage zu, die ihr die wahre Erfüllung in ihrem Berufsleben brachte.

Bis heute sind die Haare von Marion Hartmann voll geblieben. Doch ist sie gezwungen weiterhin sehr auf sich zu achten, da das Arsen und auch das Quecksilber Immunsystem, Haut und Darm sehr beansprucht haben. Gott sei Dank ist ihr Optimismus geblieben, der sie heute am Lachen hält und ihre Neugier auf das Leben bewahrt.

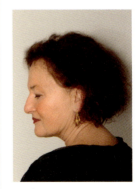

Marion Hartmann heute, mit vollem gesunden Haar.

Die Haut ist der Spiegel der Seele

„Etwas wächst mir über den Kopf" oder „Mit Haut und Haaren"
Ein Essay von Dr. Christina Hecker, Dermatologin in Köln

Den meisten Menschen sind Sprichwörter ganz geläufig, in denen es sich um den Zusammenhang zwischen Haut und Seele dreht. Trotzdem sind viele sehr erstaunt, wenn sie selbst davon betroffen sind und wollen es zunächst nicht so recht wahrhaben. „Ich, nein, ich habe keinen Stress", höre ich dann meistens als Erstes, wenn ich meine Patienten darauf anspreche.

Frage ich dann einmal mehr nach und formuliere meine Frage um, sagen sie dann meistens: „Sorgen, ja, die habe ich schon! Meine Mutter ist krank; mein Sohn trennt sich von seiner Frau und ich sehe meine Enkelkinder nicht mehr; mein Mann ist arbeitslos geworden; mir machen meine ganzen Herzmedikamente Sorgen...". Und schon ist man mitten im Gespräch über die kleinen und großen Katastrophen, die das Leben für die meisten Menschen bereithält.

Sie fragen, was das mit Haaren zu tun hat? Ziemlich viel! Als Hautärztin werde ich von sehr vielen Patienten aufgesucht, die Hilfe wegen ihres Haarausfalles suchen. Natürlich klären wir dann ab, welche Ursachen dafür vorhanden sein könnten. Man fragt nach Beginn, Dauer und Umfang des Haarausfalles, ob es belastende Lebenssituationen vor Beginn des Haarausfalls gab wie Operationen, Unfälle, strenge Diäten oder innere Erkrankungen. Genauso wird überlegt, ob in der Familie Haarausfall vor der altersüblich „normalen" Zeit bekannt ist, zum Beispiel frühe Glatzen-Bildung bei Mutter oder Vater oder anderen Familienmitgliedern. Finden aggressive, das Haar schädigende Behandlungen statt, wie zum Beispiel Dauerwellen, Färben, Glätten, Toupieren? Außerdem wird nach Hormon-

oder Medikamenten-Einnahme geforscht. Wir untersuchen das Blut auf eventuellen Eisen- oder Vitaminmangel und fahnden nach Entzündungszeichen oder Schilddrüsenerkrankungen. Selbstverständlich untersuche ich dann die Kopfhaut, da Erkrankungen wie Neurodermitis oder Schuppenflechte und andere mit Beteiligung der Kopfhaut zu Haarausfall führen können.

Zu Beginn meiner Praxiszeit, vor 18 Jahren, fehlte mir noch die Erfahrung, die ich heute habe. Häufig führten wir damals bei Erkrankungen der Kopfhaut, die mit Juckreiz, Schuppung und Rötung einhergehen – das nennt man dann Ekzem –, einen ausführlichen Allergietest durch, bei dem nach auslösenden Stoffen in Shampoos, Haargelen oder Haarfarben gefahndet wurde. Enttäuschend oft kam überhaupt nichts dabei heraus.

Seelische Belastungen sind häufiger die Ursache für Haarausfall als Allergien

Mit steigender Lebens- und Berufserfahrung rückte für mich immer mehr die Erkenntnis in den Vordergrund, dass für die überwiegende Anzahl von Kopfhauterkrankungen und sicherlich 50 Prozent der Haarerkrankungen seelische Ursachen verantwortlich sind.

Wenn ich heute einem Patienten begegne, der von einem Juckreiz der Kopfhaut, verbunden mit Rötung und Schuppung oder auch Haarausfall erzählt, frage ich nicht mehr „haben Sie ein seelisches Problem?", sondern ich frage „was haben Sie für Sorgen?" Die Antwort ist meistens erst ein verblüfftes Schweigen, danach kommt die Geschichte, die hinter den Sorgen steckt. In ganz wenigen Ausnahmefällen brauchen wir dann noch einen Allergietest.

Ich habe die Erfahrung gemacht, dass nicht nur die Haut insgesamt der Spiegel der Seele, sondern die Kopfhaut eine Art „Feuermelder der Seele" ist! Die Erfragung der seelischen Hintergründe ersetzt natürlich nicht die Suche nach möglichen körperlichen (Mit-)Ursachen und nicht selten finden wir mehr als nur eine Ursache für eine Kopfhaut- bzw. Haarerkrankung.

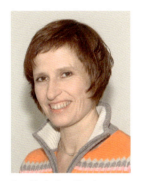

Dr. Christina Hecker arbeitet seit 1993 als Dermatologin und Allergologin in Köln.
Sie beschäftigt sich intensiv mit den Wechselwirkungen von Haut und Psyche und schätzt besonders bei Haarproblemen Michael Rogalls ganzheitliche Sicht auf den Menschen sowie seine profunden Kenntnisse über cranio-sacrale Therapie. Dies unterscheidet ihn fundamental von den meisten anderen Friseuren.

Die richtige und ganzheitliche Diagnose ist der erste Schritt zur Heilung

Und wie schon die Ärzte im griechischen Altertum sehr richtig wussten: Vor der Therapie steht die Diagnose, das heißt, ich kann keinem Patienten helfen, wenn ich nicht die Ursache seiner Erkrankung gefunden habe. Das bedeutet sogar, dass ich möglicherweise gar nicht heilen, sondern nur lindern kann – dann nämlich, wenn die seelischen Ursachen als alleinige dastehen und der Patient eher psychologische als hautärztliche Hilfe benötigt.

Als ein besonders eindrucksvolles Beispiel ist mir eine ältere Patientin im Sinn, die eines Tages schon während der Mittagspause weinend im Treppenhaus saß. Ich bat sie trotz der Pausensituation herein und fragte nach ihrem Problem. Sie hatte fast alle Haare verloren und litt extrem unter einer massiv aufgekratzten Kopfhaut mit starker Schuppenbildung und blutigen Schrunden. Sofort fragte ich nach ihren Sorgen und es kam eine ganz starke, durch mehrere Faktoren entstandene, seelische Belastung zutage. Den Zusammenhang mit dem Hautproblem konnten wir dann schnell herausfinden. Ich verordnete lindernde Salben und Juckreiz hemmende Tabletten und sie nahm sich vor, an die Ursachen der stark belastenden und krisenhaften Situation heranzugehen. Schon zwei Wochen später stand sie wieder vor der Tür, diesmal strahlend und mit fast abgeheilter Kopfhaut, die ersten Härchen wuchsen schon wieder nach.

Natürlich und zum Glück haben nicht alle Patienten so gravierende Haut- und Haarprobleme. Oft sind es nur ganz kleine erkrankte Hautstellen oder leichter Haarausfall, die mich dann auf die richtige Spur bringen.

So ist es also zusammenfassend aus meiner Sicht außerordentlich wichtig, die Menschen als Ganzes, eben mit Haut, Haar und Seele zu betrachten, um auf die Lösung des Problems zu kommen. Andernfalls wird man vielerlei Medikamente umsonst verschreiben und doch keine Heilung in Gang bringen.

Der rote Faden im Leben…

von Michael Rogall

Ich litt und zwar vom ersten Tag an! Schon nach meinem ersten Praktikumstag bei einem angesagten Friseur in meiner Heimatstadt Siegburg waren meine Hände abends feuerrot und die Haut mit Pusteln übersät.
Trotzdem begann ich wenige Monate später meine Ausbildung zum Friseur in einem anderen kleinen Geschäft.

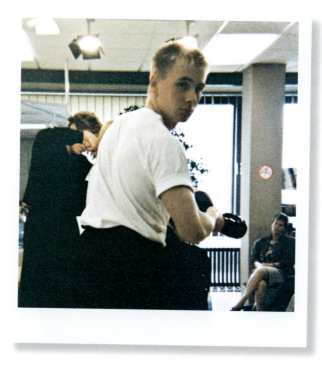

Michael Rogall im Alter von 22 Jahren, beim Showfrisieren für L'Oreal auf der Bühne

In meinen Augen war der Inhaber ein sehr guter Haarschneider und schmetterte gern beim Schneiden auch Lieder von Frank Sinatra oder Dean Martin, was den Tag doch ungewöhnlich machte. Außerdem war ich auf dem Gymnasium so rebellisch, dass ich eigentlich nur noch dort weg wollte, um endlich eigenständig zu sein. Meine Eltern hatten mich von klein auf schon sehr selbstständig erzogen und so konnte ich einfach nicht bis zur Volljährigkeit warten, um eigenes Geld zu verdienen und unabhängig zu sein.

Die drei Jahre Ausbildung bei dem singenden Chef waren klasse. Schon im ersten Lehrjahr hatte ich einen eigenen kleinen Kundenstamm. Meinem Chef war es nämlich wichtig, dass Auszubildende so früh wie möglich Erfahrung im Umgang mit den Haaren der Kunden sammelten. Nach seiner eigenen dreijährigen Ausbildung in den 1960er Jahren konnte er nämlich nur Haare kehren. Dieser Fehler sollte sich auf keinen Fall bei seinen Azubis wiederholen.

Die Ausbildung macht Spaß, aber die Haut rebelliert

Wir waren ein kleines, sehr lustiges Team und fühlten uns durch unseren Chef immer motiviert. Es gab nur einen Wermutstropfen: meine Friseurallergie an den Händen! Ich cremte immer und überall, um die Hände nur irgendwie zu schützen. Doch es half alles nichts. Sie blühten und juckten. Mitte der 1980er Jahre wurden täglich Dauerwellen, Färbungen und Tönungen verabreicht. Über Hautschutz wurde damals noch nichts durch die Handwerkskammer propagiert. Man griff ständig in die alkalischen Lösungen, Fixierer und Waschmittel. Blieben Flecken auf Haut und Fingernägeln zurück, etwa von dunklen Tönungen, wurden diese einfach mit Azeton abgerieben. Ich machte trotzdem weiter.

Nach der sehr gut bestandenen Abschlussprüfung verließ ich den Laden, weil ich unbedingt weiter lernen wollte und dachte, dass ich dafür beim besten Friseur der damaligen Zeit arbeiten muss. Mir gefielen die französischen Haarschnitte sehr gut. Sie galten in meinen Augen als tragbar, weiblich und unkompliziert.

Französischer Schliff

Entschlossen und selbstbewusst stellte ich mich im Sommer 1988 in Düsseldorf bei Jacques Dessange vor. Er hatte zu dem Zeitpunkt schon circa 300 Franchise-Geschäfte weltweit.

Nach einer Probearbeit am Haar eines selbst mitgebrachten Models bekam ich den in meinen Augen erstklassigen Job. Aber zunächst einmal wurde ich als Assistent der Friseure und Farbtechniker nur von A nach B gescheucht, durfte Haare waschen und die abgeschnittenen kehren. Bisher hatte ich eine so strenge Hierarchie nicht erlebt. Es gab Topstylisten, Stylisten und Jungstylisten. Ich war zunächst davon nichts, nur Assistent. Die Techniker waren Friseure, die in dem Geschäft für die chemischen Prozesse wie Dauerwellen und Haarfarben zuständig waren. Das klingt für deutsche Friseure wie auf einem Abstellgleis mit wenig Ansehen. Nicht so bei Dessange. Seine Techniker waren sehr gut bezahlt und erhielten oft sehr hohes Trinkgeld. Ein Farbtechniker bei Jacques Dessange in Paris oder New York machte damals schon umgerechnet 3.000 Euro im Monat (das war 1988 und im Vergleich mit heute wäre es das Doppelte). Die Techniker waren hoch angesehen, denn sie kannten die Rezepturen der chemischen Behandlungen und versuchten ganz individuelle Ergebnisse zu erzielen, abgestimmt auf die Kreation des Stylisten und den Wunsch der Kundin. Generell sind Friseure in Frankreich viel höher angesehen und deutlich besser bezahlt als Friseure in Deutschland. Sie gehören dort einfach zum Leben, auf ihre kreative Meinung legt man dort Wert. Entsprechend gut ist das Gehalt. In Deutschland hörten junge Menschen dagegen nicht selten den Spruch: „Wenn du nicht weißt was du werden willst, wirst du Friseur."

Ein Knochenjob, aber genau der richtige

Die ersten drei Wochen bei Dessange kam ich immer mit schmerzenden Füßen nach Hause. Wir mussten jede Minute präsent im Laden stehen und durften nur kurze Essenspausen einlegen. Manch-

Jacques Dessange

Zweimal im Jahr stellten sie in Paris die neuesten Frisurentrends vor. Es gab damals einen Createur namens Bruno Pittini. Er entwickelte den berühmten, unverkennbaren Dessange-Stil und konnte noch nie vorher gesehene Haarschnitte in seinen Shows in Paris in zehn Minuten zaubern.

Jacques Dessange selbst war vor allem Geschäftsmann und Kopf seines Multiunternehmens. Es war das französische Gegenstück zu Vidal Sassoon, eben mit weicheren, natürlicheren Frisuren und damals auf vielen Haute-Couture-Shows gebucht.

Auch französische Berühmtheiten wie Catherine Deneuve, Brigitte Bardot, Isabelle Adjani und viele andere Prominente gingen zu Dessange, wo ihr unverkennbarer Haarstil kreiert wurde.

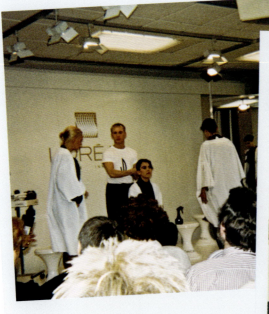
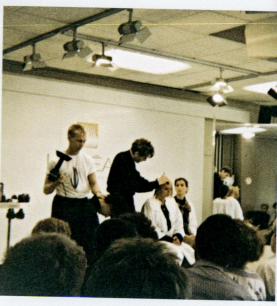

Wir zählten zu dieser Zeit zu den teuersten Friseuren in Düsseldorf.

Der leitende Stylist von Dessange, Eric Beaugé, war ein sehr feinsinniger Mann, mit noch feineren Händen. Hände, so schien es, die noch nie etwas Schwereres als Haare gehalten hatten.

mal wurden wir Assistenten für jede Kleinigkeit die Etagen rauf und runter gescheucht. War nichts zu tun, mussten wir den Laden polieren. Auf der Rückfahrt nach Köln schlief ich im Zug jedes Mal total erschöpft ein. Im Bett hatte ich mir mehrere Lagen Telefonbücher am Fußende der Matratze aufgetürmt, damit das Blut aus meinen geschundenen Füßen wich. Und doch wusste ich innerlich, dass ich dort richtig war. Jeden Mittwochabend war Trainingsabend. Wir Assistenten lernten die Haarschneidetechniken von Dessange kennen und ausführen. Ich musste mich ganz neu orientieren, aber alles, was dort gelehrt wurde, klang logisch und hatte exzellente Ergebnisse zur Folge. Der leitende Top-Stylist Eric Beaugé nahm mich unter seine kreativen Fittiche. Er war ein sehr feinsinniger Mann, mit noch feineren Händen. Hände, so schien es, die noch nie etwas Schwereres als Haare gehalten hatten. Und er war ein begnadeter Friseur, der früher Assistent bei Bruno Pittini gewesen war. Ein Quereinsteiger, ohne klassische Friseurausbildung und vor allem, ohne Abschluss. Eric erkannte meine besonderen Fähigkeiten mit Haaren und im Umgang mit Kunden. Er sah und verstand aber auch, dass ich mit Hierarchien nichts anfangen konnte und meine Gestaltungsfreiheiten brauchte. Ich lernte viel von ihm. Das war, weiß Gott, nicht immer einfach, denn Eric war hyperpenibel. Schon bald bekam ich meine ersten Kunden vermittelt und die neuen Assistenten gingen mir zur Hand. Wir zählten zu dieser Zeit zu den teuersten Friseuren in Düsseldorf. Alle Stylisten waren umsatzbeteiligt. Je mehr Kundendienstleistungen verkauft wurden, desto mehr Geld hatte man am Ende des Monats verdient. Trotz unserer hohen Haarschneidepreise brummte der Laden.

Akkordarbeit auf höchstem Niveau

12 bis 15 Kunden pro Stylist am Tag waren normal. Das entspricht bei einem Neunstundentag mit wenig Pause circa 30 Minuten pro Kunde. So ein System war möglich, auch wenn es extrem stressig war. Durch die effiziente Schneidetechnik von Bruno waren wir recht schnell, selbst bei kompletten Frisurveränderungen. Zudem führte ich die Beratung aus, der Assistent, eventuell auch der Techniker, standen mir dabei immer zur Seite. Diese nahmen den Kunden dann entweder mit in die chemische Technikabteilung oder der Assistent wusch ihm schon einmal die Haare. Dann ging ich zum Haarschnitt über, der Assistent föhnte abschließend die Haare für mich, während ich schon zum nächsten Kunden und dessen Haarschnitt weiterging – und so weiter und so weiter. Irgendwann bemerkte ich, dass, wenn ich mehr Zeit für und mit dem Kunden hatte, meine Frisurenergebnisse noch schöner und stimmiger waren. Aber auch, dass der Kunde auf jeden Fall zu meinem Stammkunden wurde, weil wir ein Gespräch und dadurch eine Beziehung aufbauten. Doch das war nicht die Regel. Akkord war die Regel! Und dabei immer gute Stimmung und Aussehen produzieren. Den „Overkill" bekam ich eines Tages, als die Rezeptionskraft mir so viele Termine in den Tag gebucht hatte, dass plötzlich vier Kundinnen mit gewaschenen,

gewellten und gesträhnten Haaren unter einem perfekten Handtuchturban auf mich warteten, damit ich ihnen endlich die Haare
schneide. Als ich den Handtuchturban der ersten Kundin abnahm,
wusste ich nicht, wer die Dame war, geschweige denn, was wir zu
Anfang besprochen hatten. Aufgrund der Überforderung fehlte mir
jede Erinnerung an das zuvor Besprochene. Meine immer noch bestehende Friseurallergie an den Händen erreichte in dieser Zeit einen
neuen Höhepunkt. Obwohl ich die Haare der Kunden nicht mehr selber waschen und chemisch behandeln musste, rissen die Hände auf,
brannten höllisch und waren wund. Es schien, dass ich plötzlich
gegen alles, was ich dort anfasste, allergisch reagierte.

Zeit der Neuorientierung

Es musste sich etwas ändern, aber was? Zeitgleich war ich auch in
einem inneren Bewusstseins- und Entwicklungsprozess begriffen.
An einem Wochenende besuchte ich einmal ein Seminar von Michael
Baston in Köln. Baston war ein Philosoph und spiritueller Lehrer, der
in Berlin lebte und dort ein eigenes ganzheitliches Ausbildungszen-
trum führte. Wir hatten schnell einen inniglichen Kontakt und er
bewegte mich, weit über meine mir selbst auferlegten Schranken
hinaus zu schauen. Vollkommen inspiriert von diesem Seminar,
beschloss ich, mich von ihm ausbilden zu lassen. Zwei weitere
Bewusstsein schulende Jahre folgten. Er gab mir damals den Tipp,
den alten Indianer Sunbear zu besuchen, wenn ich einmal die Möglichkeit dazu hätte.

Auf dem Höhepunkt der so stressigen Zeit bei Dessange riet mir
Michael Baston, mich nur auf das Wesentliche zu fokussieren. Schon
kurze Zeit später erfuhr ich, dass Sunbear in die Lüneburger Heide
kommt, um dort ein Wochenendseminar abzuhalten. Ohne eine Vorstellung von dem, was mich dort erwartete und mit einer starken
Erkältung reiste ich in die Lüneburger Heide. Es wurde ein Wochenende mit ganz neuen Erfahrungen, die mich zurück in den Einklang
mit unserer Welt brachten. Wir rauchten zum Beispiel Friedenspfeife

und sollten dabei unsere Namen zu allen Anwesenden im Raum laut sagen. Jeder Name, so sagte Sunbear, sei die persönliche Kraft und Frequenz des jeweiligen Trägers. Es sei somit wichtig, ihn immer kraftvoll auszusprechen. Mit dem Rauch stiegen dann unsere gebündelten Gedanken und Frequenzen der Namen auf. Immer noch stark erkältet, suchten wir am folgenden Samstag Steine für die Schwitzhütte, die wir nachmittags zusammen aufbauten. Jeder sollte zwei größere Steine finden, aber die Erde vorher fragen, ob wir diese auch wirklich nehmen dürfen. Wenn dann Mutter Erde uns diese ausgesuchten Steine übergab, mussten wir etwas von Sunbears frischem Tabak an die Stelle der Steine legen. Denn: Wer etwas nimmt, muss auch etwas zurückgeben! Ich mochte dieses Ritual sofort und hörte an diesem Tag noch mehr Botschaften, welche die Erde für mich hatte. Meine Sinne waren mit einem Mal sensibilisiert für meine Umgebung, trotz des starken Schnupfens.

Abends sangen wir indianische Lieder. Während des ganzen Wochenendes aßen wir nur vegetarische Kost, selbst gebackenes Brot und tranken Kräutertees. Am letzten Seminartag, dem Sonntag, standen wir schon um 5.00 Uhr morgens auf, um bei Sonnenaufgang die gesammelten Steine zu erhitzen, dabei auch Lieder zu singen und diese glühenden Steine dann in die Grube der Schwitzhütte zu legen.

Dann gingen wir nackt mit dem alten Indianer nach einem bestimmten Ritual hinein. Der Sinn der Schwitzhütte war es, uns das Gefühl der Geborgenheit näher zu bringen, im Schoße der Mutter (Erde) zu verweilen, um danach neu geboren zu werden. Dort drinnen hockten wir im Dunkeln dann eng und in riesiger Hitze zusammen und sangen wieder indianische Lieder. Manchmal konnte ich schemenhaft erkennen, dass Sunbear getrockneten Beifuß in die Glut warf. Zwischendurch bekam ich Panik, weil es so dunkel und eng war, doch die Dämpfe des Beifuß und das Singen beruhigten mich. Ich verlor das Zeitgefühl, und als wir irgendwann wieder draußen waren, lagen wir alle nackt und dampfend im grünen Gras, ein

Schwitzhütte

Eine Schwitzhütte ist eine Art Iglu, der aus biegsamen Zweigen geformt und mit Fellen oder Decken umlegt ist. In der Mitte gibt es eine Grube für die heißen Steine. Rund herum sind Blätter und Moose ausgelegt. Innen ist so eine Schwitzhütte düster.

Dank an Sunbear

Sunbear musste sich im Verlauf des Seminars immer wieder einmal zurückziehen, um Kraft zu schöpfen. Er war schon alt. Etwa ein Jahr nach diesem Seminar verstarb der Indianer. Nur in der Schwitzhütte und im späteren Vier-Augen-Gespräch erlebte ich seine ungeteilte Präsenz. Ich möchte mich hier an dieser Stelle für seine „Geburtshilfe" bedanken. Nur durch dieses „Reset" in meinem Leben konnten Jahre später viele Menschen ebenfalls zu ihren gesunden Haaren finden und nur deshalb später auch andere Friseure auf den Weg der ökologischen Arbeit gebracht werden.

leichter Nieselregen besprenkelte uns. Meine Erkältung war weg! Auch meine Allergie an den Händen. Es war so gut wie nichts mehr zu sehen. Die Schwitzhütte bewirkte bei mir eine tiefe Reinigung. Als ich hörte, dass wir circa drei Stunden in der Schwitzhütte verbracht hatten, konnte ich es kaum glauben. Wer das Bedürfnis hatte, konnte Sunbear später Fragen stellen. Niemand nahm dieses persönliche Angebot wahr, aber ich ging irgendwann zu ihm und wir sprachen auf Englisch über geistige Zustände, reflektiert im Geschehen unserer Gesellschaft. Ich verstand den logischen Lauf der Dinge.

Zeit des Umbruchs: Ein Kapitel geht zu Ende

Gestärkt und bestens gelaunt durch dieses Wochenendseminar ging ich nach meiner Rückkehr nach Köln montags zum Supermarkt. Als ich dann unser Obst und Gemüse in Dosen und Gläsern sah, wusste ich: So hat Mutter Natur das nicht mit uns gemeint. Ich erkannte, wie wenig Nährstoffe und Kraft uns diese industriell aufbereiteten Produkte geben können. Mit dieser Erkenntnis fiel ich in ein Loch. Dienstags dann im Düsseldorfer Friseurbetrieb fand ich mich nicht mehr in den herrschenden, hektischen Rhythmus ein. Alles kam mir oberflächlich vor und ausbeuterisch. Ich sprach mit Eric und bat um Teilzeitarbeit. Teilzeitarbeit entsprach zwar nicht dem dortigen Geschäftssystem, dennoch willigte Eric ein, da er mich nicht verlieren wollte. Schließlich war ich ein wichtiger Umsatzträger im Geschäft. Die Franchisenehmer wollten mich besänftigen und ich durfte für eine kurze Zeit nach Paris.

Da ich bereits in der Düsseldorfer Haarschneideschule als Lehrer etabliert war, konnte ich nun Einblicke in die Pariser Schule gewinnen und Bruno Pittini in seinem berühmten Geschäft in Saint Germain über die Schulter schauen. Die Erfahrung war nett, lieferte aber nicht den erhofften „Kick", um motiviert ins Düsseldorfer Geschehen zurückzukehren. Diese Erkenntnis war enttäuschend. Auch das Angebot von Dessange, ein eigenes Geschäft in Köln als Franchisenehmer zu betreiben, lehnte ich dankend ab. Ich war definitiv ausgebrannt.

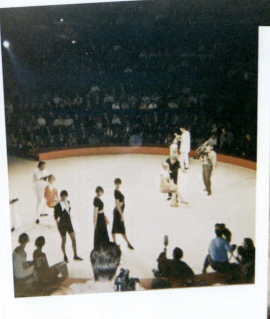
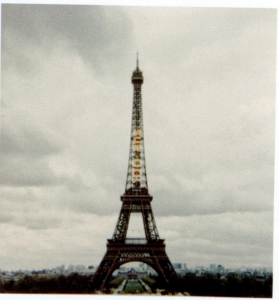

Meine Allergie an den Händen blühte wieder auf, ich mochte weder irgendetwas Chemisches anfassen noch mich diesem Umsatzdruck und der Hetze erneut aussetzen. Ich wollte den Menschen mit seinen Haaren, aber auch mich endlich gesunden lassen.

Wenn man einmal für ein Thema sensibilisiert ist und darüber spricht, entdeckt man, dass es auch viele Kunden gibt, die unter Allergien leiden. Ich ahnte, dass es Antworten darauf gab, wie man zum Beispiel Kopfhautschuppen dauerhaft beseitigen konnte. Und doch wusste ich damals auch noch nichts anderes zu empfehlen, als ein Schuppenshampoo. Das sollte sich ändern. Ich wollte die Ursachen ergründen, endlich auch Antworten auf meine Hautkrankheit finden. Darüber hinaus wollte ich humane Arbeitsverhältnisse und einen tieferen Umgang mit den Bedürfnissen meiner Kunden und ihrer Haare. Ganz ohne Chemie, ganz im Einklang mit der Natur. Wieder sprach ich mit Eric und diesmal sprach ich die Kündigung aus. Er war traurig, aber verstand, auch wenn er meine Gründe nicht nachvollziehen konnte.

Die Erfahrung in Paris war nett, lieferte aber nicht der erhofften „Kick", um motiviert ins Düsseldorfer Geschehen zurückzukehren.

Dank an Eric Beaugé

Eric erzählte mir, dass er eigentlich Schauspieler hatte werden wollen und auch Angebote bekommen hatte, weil er gut war. Dann entschied er sich aber aufgrund seiner Existenzängste für einen sicheren Job in Festanstellung als Friseur bei Dessange. Wir hielten noch viele Jahre lockeren Kontakt. Irgendwann, als ich schon einige Jahre mein erstes Haarzentrum betrieb, trafen wir uns. Er sah meine Zufriedenheit und den Erfolg, den ich auf meine Weise erzielt hatte. Ich war glücklich mit dem Verlauf meines Lebens. Allergien hatte ich längst nicht mehr. Er klagte, wie ausgebrannt er sei und sagte: „Jetzt verstehe ich wirklich, warum Du damals gegangen bist." Einige Jahre später, im Alter von nur 48 Jahren, starb er an Darmkrebs. Eric Beaugé danke ich, dass er mir das Verständnis für natürliche Ästhetik beim Haareschneiden vermittelt hat.

Von einem auf den anderen Tag schloss ich also das Kapitel, ein konventioneller Friseur zu sein. In meiner damaligen Partnerschaft machte sich Panik breit, schließlich mussten Miete und Lebensunterhalt weiterhin bezahlt werden. Doch die tiefe Verzweiflung meinerseits ließ keine Alternative zu. Ich musste den Schnellzug der täglichen Routine dringend anhalten, um körperlich und mental wieder gesund zu werden. Ich nahm mir ein „Sabbatical", eine Auszeit, die circa zehn Monate andauern sollte und zur absoluten Umbruchphase in meinem Leben wurde.

Experimente und Erfahrungen mit natürlichen Haarpflegeprodukten

In dieser Zeit wurde der Grundstein meines heutigen ökologischen Friseurkonzepts gelegt: Pflanzenfarben, keine chemisch-synthetischen Veränderungen mehr, Haarewaschen im Liegen, Kenntnisse über Inhaltsstoffe von Produkten, intensive Kopfmassagen und das Ganze noch mit viel Zeit für den einzelnen Kunden. Doch was heute in Form von Wellness-Behandlungen beinahe selbstverständlich ist, musste ich mir damals selber wie Teilchen eines Puzzles zusammensuchen.

Die „Bioszene" steckte damals, Anfang der 1990er Jahre, noch in den Kinderschuhen. Ein Bioladen war ein kleiner teurer „Tante Emma-Laden." Mittlerweile gibt es in jeder großen Stadt Biosupermärkte. Die heute großen ökologischen Kosmetik- und Shampoohersteller waren kleine Firmen, oft noch mit Selbstabfüllung und von Hand geklebten Etiketten.

Ich telefonierte quer durch Deutschland und ließ mir Proben sämtlicher Produkte zukommen, immer auf der Suche nach der Zusammensetzung, die meine Hände schonte. Ich fing an, mit Pflanzenfarben zu experimentieren, kochte Rote Bete und Blaubeeren auf, um herauszufinden, wie stabil diese natürlichen Pigmente sind. Ich schnitt Haarsträhnen von Freunden ab und versuchte, mich in das Haar „hinein zu denken."

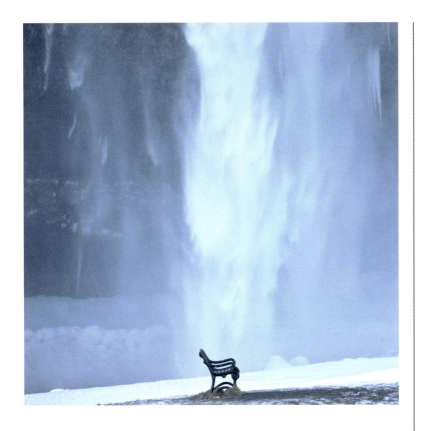

DAS IST ES!

Als ich über diesen Traum wach wurde, wurde mir der „rote Faden" in meinem Leben bewusst.

Damals besaß ich eine sehr schöne Wohnung mit einem Wintergarten. Dort hinein stellte ich einen Stuhl und einen Spiegel und unter dem Glas dieses Gartens experimentierte ich mit ökologischen Produkten an allen meinen liebsten Freunden und Verwandten. Auch nahm ich mir Zeit, ihre Haare und Wirbel genau anzusehen und diese dann aufmerksam zu schneiden. Ich massierte ihre Köpfe intuitiv, ließ mich auf jeden individuellen Prozess ein. Manchmal floss dann auch das eine oder andere Tränchen, weil der Mensch vor mir sich entspannte und innerlich losließ. Solch eine „Haarsession" konnte bis zu drei Stunden dauern, doch das war egal. Ich entspannte mich jedes Mal gleich mit. Kurzum, ich tat alles, was bisher nicht erlaubt war und mehr noch: was ich vorher in der Friseurarbeit am Kunden noch nie gesehen hatte.

So tüftelte ich vor mich hin, ohne zu wissen, was aus dem Ganzen einmal wird. Mir ging es in erster Linie darum, wieder zufrieden zu arbeiten und zu gesunden. Wichtige Dinge passierten in diesem Sabbatjahr, welche die Weichen für die weitere Zukunft stellten: Den Anfang machte ein visionärer Traum. Schon immer glaubte ich an die Botschaft der Träume, schon sehr früh versuchte ich, diese Nachrichten tief aus meinem Unterbewusstsein zu verstehen. Manche Träume sind sicher eine Verarbeitung des Tagesgeschehens, andere tragen visionäre Elemente. Manchmal träume ich von Stimmungen oder Gefühlen, welche ich in näherer Zukunft tatsächlich erlebe. Andere Träume, bei mir meist morgens, kurz vor dem Aufwachen, zeigen mir klar auf, was passieren wird.

In diesem Traum sah ich mich etwas älter, in einem Haus ganz aus Glas. Man hatte einen direkten Blick in die Natur. Dort leitete ich ein Seminar mit Friseuren. Es ging um das Thema gesunde Haare und Haarausfall. Die Stimmung in diesem Seminar war entspannt. Ich war wie ein Arzt in Weiß gekleidet und analysierte die Haare eines Probanden vor den Teilnehmern. In diesem Traum sah ich auch eine mir bis dahin unbekannte Person. Als ich über diesen Traum wach wurde, wurde mir der „rote Faden" in meinem Leben bewusst. DAS IST ES!

Der Weg dahin war mir allerdings noch völlig unklar. Doch spürte ich eine große Erleichterung, meinem inneren Ruf zu vertrauen. Zur selben Zeit stieß ich auf einen interessanten Artikel über das Gesundheitsrisiko durch die langfristige Verwendung von synthetischen Haarfarben in dem Magazin Ökotest.

Dort stand, dass Frauen, die sich über einen Zeitraum von mindestens fünf Jahren regelmäßig die Haare mit oxidativer Haarfarbe färben, ein fünffach höheres Brustkrebsrisiko haben als diejenigen Frauen, die keine oxidativen Haarfarben verwenden. Untersuchungen an 100 Frauen mit Krebs ließen erkennen, dass 87 dieser 100 Frauen sich über einen langen Zeitraum die Haare färbten. Ich war entsetzt. Von diesem Zeitpunkt an konnte ich keine oxidativen synthetischen Prozesse mehr mit ruhigem Gewissen verantworten. Der Gesundheit der Kundinnen zuliebe nicht und natürlich auch zum Schutz meiner eigenen.

Denn einige Stunden nach einer Haarfärbung mit synthetischen Mitteln sind diese Pigmente im Urin nachweisbar. Damals fragte ich mich: „Wer weiß schon, wo sich diese Pigmente dann noch im Körper anlagern." Eine Antwort darauf sollte 13 Jahre später folgen. Ingrid, eine liebe Freundin von mir und begnadete Körpertherapeutin, geht den Dingen immer auf den Grund, wenn sie etwas interessiert. Um die Anatomie des Menschen exakt zu verstehen, besuchte sie einen Sezierkurs in München. Dort werden an menschlichen Leichen anatomische Studien vollzogen. Es kostete sie, wie auch die anderen Teilnehmer, anfangs einige Überwindung, jedoch musste sie sich später auch eine gewisse Faszination bei dieser Sache eingestehen. Eines der Studienobjekte war eine Frauenleiche im Alter von 55 Jahren. Als Ingrid den Uterus aufschnitt, sah sie, dass dieser schwarz war. Auf die Frage an den leitenden Professor nach der Ursache dafür, antwortete der Mann, dass diese Dame sich jahrelang die Haare gefärbt hat und die synthetischen Pigmente sich nach seiner Beobachtung in den Schleimhäuten ablagern.

Zeitschrift Ökotest

Der Artikel in der Zeitschrift Ökotest brachte mich aber noch auf eine ganz andere Fährte. Es wurde darin von einem Friseurmeister aus Aachen berichtet, der schon in den späten 1970er Jahren in seinem Friseurgeschäft mit Henna färbte, zum Unverständnis der anderen Berufskollegen. Er hatte Henna auf seinen fernöstlichen Reisen entdeckt und begann damit zu experimentieren. Alexander Pietschmann war die treibende Kraft hier in Deutschland, Pflanzenfarben in den Friseurgeschäften zu etablieren. Diesen Pionier musste ich kennenlernen. Den finalen Anstoß schließlich zu diesem Unternehmen gab die Begegnung mit meiner damaligen Partnerin und Mitbegründerin von Transparenz, Daniela Schwan. Eines Tages klingelte es

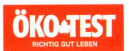

Frauen, die sich über einen Zeitraum von mindestens fünf Jahren regelmäßig die Haare mit oxidativer Haarfarbe färben, haben ein fünffach höheres Brustkrebsrisiko als diejenigen Frauen, die keine oxidativen Haarfarben verwenden.

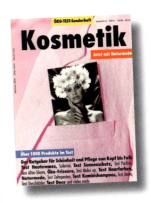

Der Artikel in der Zeitschrift Ökotest brachte mich aber noch auf eine ganz andere Fährte.

Allergie geheilt:

Meine Allergie blühte immer mal kurz auf, was sicher auch auf den Eröffnungsstress zurückzuführen war. Ganz erledigt hat sich diese Erkrankung erst mithilfe eines erfahrenen Naturarztes. Die Stuhluntersuchung ergab nämlich, dass ich zu wenig Coli-Bakterien besaß. Aus der Stuhlprobe wurden dann homöopathische Essenzen in verschieden hohen Potenzen erstellt. Diese nahm ich drei Monate lang in einem bestimmten Rhythmus ein. Danach war die Haut meiner Hände geschlossen. Die Ekzeme sind seitdem nie wieder aufgetreten. Fast zehn Jahre, vom ersten Praktikumstag an gerechnet, waren bis zur Heilung vergangen. Gesundheit und Berufung vereinten sich. Meine Hände sehen heute aus, als hätte niemals eine Allergie vorgelegen.

sehr an meiner Tür. Als ich öffnete, stand dort eine Frau, die aufgeregt auf mich einredete. Sie hätte von mir gehört, wollte mich und meine natürlichen Haarmethoden unbedingt kennen lernen. Ich sah sie wohl etwas verwirrt an, bat sie aber schließlich herein. Sie war als engagierte, angestellte Friseurin in einem eher durchschnittlichen Friseurladen beschäftigt. Sie war wie ich auf der Suche nach biologischen Farben und Behandlungen für das Haar. Sie hatte den Gestank des Ammoniaks satt und konnte chemische Haarfarben und Dauerwellen immer weniger vertreten. Ich gebe zu, ich war ihr gegenüber anfangs skeptisch, aber das bin ich immer, wenn Menschen schnell und viel reden. Wir blieben locker in Kontakt, tauschten uns über Seminare und Herrn Pietschmanns Farben aus.

Nach meinem Sabbatjahr fand ich einen innovativen Friseur, der den neuen Ideen, die ich mitbrachte, aufgeschlossen gegenüber war und mich als eine Art Freelancer beschäftigte. Denn ich brauchte ein größeres Übungsfeld für meine neu gewonnen Erkenntnisse. Zusammen mit der engagierten Friseurin, die später meine Geschäftspartnerin im Haarzentrum Transparenz wurde, fuhr ich zum Seminar über Haarefärben mit Pflanzenfarben von Herrn Pietschmann. Wir beide waren begeistert, ich besuchte viele Seminare, um mich weiterzubilden, aber auch um meine Psyche und die der Mitmenschen tiefer zu verstehen. Ich lernte unter anderem Cranio-Sacral Therapie, Tibetische Medizin und schaute mir erste ökologische Gehversuche anderer Friseurkollegen an. Doch auch irgendwann reichte dieser Spielraum nicht mehr.

Der Absprung in die Selbstständigkeit: Transparenz – das Zentrum für gesundes Haar

Die ebenfalls ökologisch suchende Friseurin hatte zur selben Zeit ihre Meisterprüfung im Friseurhandwerk abgelegt. Ohne diesen Titel konnte man sich zu dieser Zeit in Deutschland nämlich nicht selbstständig machen.

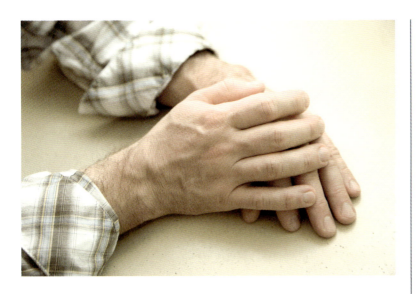

Meine Hände sehen heute aus, als hätte niemals eine Allergie vorgelegen.

Die Meister-Friseurin und ich stellten fest, dass wir zusammen sehr stark waren, denn „obgleich persönlich recht konträr" ergänzten wir uns sehr gut. Ich, eher visionär und Strömungen erfassend, meine Kollegin praktisch und Dinge nutzbar machend. Im Juni 1994 eröffneten wir gemeinsam „Transparenz – das Zentrum für gesundes Haar." Unsere bestehenden Kunden kamen alle zur Eröffnung, auch unser beider Familien, die dieser Selbstständigkeit jedoch eher skeptisch gegenüber standen. Sie prophezeiten uns, ohne Dauerwellen und dem restlichen chemischen Quatsch nicht existieren zu können, und rieten uns vehement davon ab, einzig ein chemiefreies Konzept anzubieten. Sie sollten „Gott sei Dank" Unrecht behalten. In dem loftartigen Bau, in dem nun unser Geschäft beherbergt war, gab es auf 130 Quadratmetern jede Menge Innovatives zu bestaunen, sowohl in Bezug auf die Ladengestaltung als auch auf die Werkzeuge für unsere Arbeit: Neben einer komplett neu erdachten Einrichtung aus Glas, Stein und Stahl, war jeder offene Raum in eine andere Farbe getaucht, jedoch mit fließenden Übergängen – von Rot in Orange, von Orange in Gelb, ein wunderbares Farberlebnis. Das Kernstück bildeten unsere patentierten Haarwaschliegen. Lange

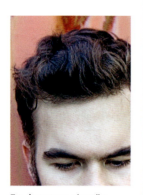

In der etwa einstündigen Haar- und Kopfhautdiagnose die entsprechenden Probleme besser erkennen.

haben wir an diesen Liegen getüftelt, denn ein herkömmliches Friseur-Haarwaschbecken ist meiner Meinung nach anatomisch unpassend. Man sitzt mit nach hinten abgeknicktem Hals. Die Liegen waren so konstruiert und gebaut, dass in dem Moment, in dem der Mensch sich darauf legt, er sogleich tief entspannen kann, das heißt der Cranio-Sacrale-Rhythmus (die Pulsation der Gehirnflüssigkeit) kommt zur Ruhe. Mit biologischen Shampoos wuschen wir bis zu 20 Minuten die Haare des Kunden, begleitet von intensiven Kopfmassagen, mit Elementen aus verschiedenen Tiefenentspannungstechniken. Während beim klassischen Haarewaschen in den Friseursalons die Friseurin hinter dem Haarwaschbecken stehen muss, saßen wir bequem am Kopf der Waschbank und konnten uns so noch besser in diesen wichtigen Vorgang vertiefen. Eigentlich könnte genau dieser Teil beim Friseur, nämlich das Haarewaschen als Entspannung pur angesehen werden.

Im asiatischen Raum gehören Schönheit und Entspannung zusammen. Während man dort auf einer gepolsterten Bank liegt, massiert einer am Kopf, einer die Hände, jemand anders die Füße. Unsere westliche Hemisphäre lernte erst in den folgenden Jahren, dass gutes Aussehen auch mit Entspannung und Wohlbefinden einhergeht – heute zusammengefasst unter dem Begriff „Wellness". Damals waren solche ganzheitlichen Konzepte nicht selbstverständlich.

Unser Konzept: Zeit für den Kunden und natürliche Pflegeprodukte

Ein Erstbehandlungstermin umfasste circa zwei Stunden. Zu diesem Termin sollten die Kunden ihre bislang benutzten Haarpflegemittel mitbringen und zwei Tage vorher ihre Haare nicht mehr waschen. So konnten wir in der etwa einstündigen Haar- und Kopfhautdiagnose die entsprechenden Probleme besser erkennen und die Wirkweise des bisher benutzten Shampoos beurteilen. Es folgte die entspannende Haarwäsche im Liegen und ausreichend Ruhe und Raum, einen passenden Haarschnitt zu erstellen. Jeder Neukunde bekam beim ersten Termin ein von uns gemischtes Shampoo mit, das seinen Haarbedürfnissen entsprach, ebenso schriftlich festgehaltene Stichpunkte, die in der individuellen Beratung ermittelt wurden. Folgetermine umfassten dann in der Regel anderthalb Stunden. Auch das war ein Novum. Bei uns gab und gibt es keinen Haarschnitt „zwischendurch". Nur mit ausreichend Zeit lassen sich eventuelle Veränderungen der Kopfhaut und Haare erkennen, Entspannung bewirken und eine wirklich passende Frisur gestalten.

Die Kunden nahmen dieses Konzept dankbar an. Wir als Friseure haben dafür natürlich weniger Kunden am Tag zu bedienen, dafür aber jeweils länger. Dadurch entsteht auch eine Bindung. Diese ist ein wichtiges, ja unentbehrliches Element unserer Arbeit geworden. Seitdem lebe ich unverändert täglich dieses Konzept vom zweistündigen Erstbehandlungstermin bei Neukunden und anderthalb Stunden für die weiteren Behandlungen bzw. Haarschnitte. Ein sehr treuer Kundenstamm ist mir seitdem geblieben. Geld für Werbung habe ich nie mehr ausgeben müssen. Die Empfehlungen meiner Kunden sind „Visitenkarte" genug.

Mit der Eröffnung von „Transparenz" stürzten sich die Medien auf uns. Zeitungen und Fernsehen wollten uns porträtieren, denn mit diesem ganzheitlichen Konzept waren wir im Friseurbereich zur damaligen Zeit Pioniere. Laut Deutschlands auflagenstärkster Sonntagszeitung waren wir: „Die ersten Bio-Friseure Deutschlands". Manche Medien waren total begeistert, andere sehr kritisch gegenüber der biologischen Ausrichtung. Dieser Medienhype, aber auch unser beharrlicher Einsatz mit Vortragsabenden, sicherte uns sehr schnell einen festen Kundenstamm.

Nur die Kunden, die noch die eine oder andere chemische Dienstleistung gewohnt waren, blieben nach und nach weg. Dafür kamen neue Kunden dazu, die nach Alternativen zu chemischen Haarbehandlungen suchten oder unter Haar- und Kopfhautproblemen litten.

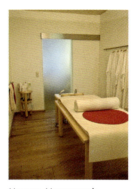

Unsere Haarwaschliegen, Bürsten oder das Behandlungskonzept wurden einfach kopiert.

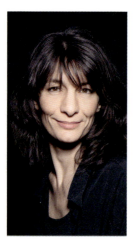

Marion Alemeier:
Zuerst Mitarbeiterin,
jetzt Geschäftspartnerin

Der große Zulauf an ökologisch interessierten Kunden bestätigte uns, mit unserem Konzept richtig zu liegen. Auch unsere Familien konnten endlich aufatmen – und wir auch.

Wissen weitergeben

Natürlich wurden über die Medien auch andere Friseure auf uns aufmerksam, die oft selbst von Allergien geplagt oder ausgebrannt vom Umsatzdruck waren. Um 1996 herum konzipierten wir Friseur-Seminare, die den Weg zu natürlichen Haarbehandlungen ebneten. Die Seminare waren stets gut besucht. Umso erstaunter war ich, wie viele dieser Lernwilligen bislang als bloße Werkzeuge der großen Friseurkosmetik-Hersteller agierten. Manche ältere, selbstständige Friseurmeisterin war nicht in der Lage, eine Beratung an unseren Modellen länger als zehn Minuten durchzustehen. Sie konnte einige Worte über den Haarschnitt verlieren und über die chemische Veränderung beraten. Sie wusste aber weder etwas über die Beschaffenheit von Haar und Kopfhaut des jeweiligen Models zu sagen noch über den Typ. Wenn es darum ging, im eigenen Geschäft auf Dauerwellen als Friseurdienstleistung zu verzichten, bekamen es die meisten mit der Angst zu tun. Der Einfluss chemischer Kosmetikgiganten ist groß.

Es gab auch die klassischen Nachahmer. Unsere Haarwaschliegen, Bürsten oder das Behandlungskonzept (auf esoterisch getrimmt) wurden einfach kopiert. Funktioniert allerdings nur kurzzeitig ohne die inhaltliche Kompetenz dahinter und den unbedingten Willen, für den Kunden das Beste zu wollen. Solche Spezies möchten einfach nur den Trend für ihren persönlichen Profit nutzen. Doch es gab auch Perlen unter den Teilnehmern.

Eine Friseurin wollte damals die Dauerwellen noch im Geschäft behalten, dafür aber einen eigenen „Natur"-Beratungsplatz einrichten und sich mehr Zeit für die Beratung am Kunden nehmen. So kreierte sie behutsam eine Wende in ihrem festgefahrenen Geschäftskonzept. Eine andere Friseurin, die unter einer chronischen Erkrankung litt, verkaufte nach den Seminaren und einer Hospitanz in unserem Geschäft ihren Salon, in dem zehn Angestellte beschäftigt waren – eine Hinwendung zur eigenen Gesundheit. Bald schon baute sie das Erdgeschoss ihres Hauses um, installierte eine unserer Haarwaschliegen und gibt sich seitdem ganz der biologischen Haargesundheit hin, bei stabiler eigener Gesundheit.

Ein anderer angestellter Friseur durchlief ebenfalls alle unsere Seminareinheiten und wagte anschließend den Schritt in die Selbstständigkeit. Seitdem führt er zufrieden sein stetig wachsendes Geschäft. So gut könnte es für viele Friseure laufen, wenn sie von alten Strukturen loslassen und dem Kunden mehr Zeit widmen würden. Sicher ist es für Menschen, die wenig Geld zur Verfügung haben, wichtig, dass es Zehn-Euro-Friseure gibt. Doch immer wieder werde ich mit der Unzufriedenheit meiner neuen Kunden über die Arbeit anderer Kollegen konfrontiert.

Der Kunde ist gewillt, für eine optimale Leistung beim Friseur mehr Geld zu bezahlen, wenn er dann dafür dauerhaft zufrieden ist.

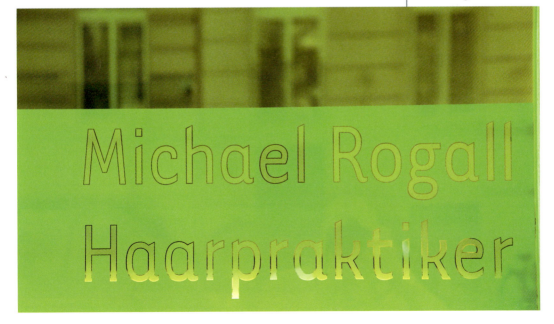

Auf eigenen Füßen: Eröffnung im Mai 2000

Auch könnte dadurch das Behandlungs-Niveau angehoben werden, weil der Friseur sich Fortbildung „weit über den Tellerrand" leisten kann. Ein Kreislauf, den der Friseur nur selber durchbrechen kann. Solange er das nicht tut, muss er weiter das Dilemma ertragen, dass es um ihn herum im Friseurgeschäft stinkt und Hände verätzt werden (s. auch Abschnitt Beziehung Friseur-Kunde).

Als der Kundenstamm wuchs, stellten wir die ersten Mitarbeiter an. Marion Alemeier lernte uns über die Seminare kennen und gleich beim ersten Kennenlernen waren meiner damaligen Geschäftspartnerin und mir klar, dass sie gut zu uns passen könnte.

Es heißt so schön: Das einzig Verlässliche ist der Wandel. Und der kam dann auch ganz plötzlich. Die geschäftliche Partnerschaft im Unternehmen „Transparenz" zerbrach. Nach sechs Jahren verließ ich das Zentrum für gesundes Haar. Im Jahr 2000 machte ich mich mit neuen Visionen in einem Altbaugeschäft von 48 Quadratmetern zunächst einmal alleine selbstständig. Jedoch gab es noch einen Wermutstropfen.

Entspannung auch beim Haareföhnen

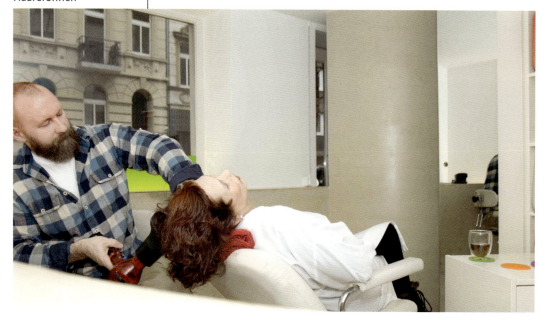

Beinahe wäre ich „Meisterprüfungsverweigerer" geworden

Zu dieser Zeit brauchte man noch den Meistertitel als „Qualitätssicherung" für die Selbstständigkeit. Nach dem Ausstieg aus „Transparenz" zwang mich die Handwerkskammer, die Meisterprüfung nachzuholen, andernfalls wäre auch der Existenzgründungskredit der Bank nicht bewilligt worden.

Eine Woche später saß ich dann in der Meisterklasse und das sollte mich einige Monate Zeit, viel Geld und vor allem Nerven kosten, denn wirklich gelernt habe ich dort nichts. Keiner der Referenten dort besaß Computerkenntnisse. Es gab weder psychologische Schulungen, wie man mit den jugendlichen Auszubildenden umzugehen hat, noch Lösungsansätze für mögliche Konfliktsituationen mit etwaigen Angestellten. Statt unternehmerischem Basiswissen wurden die Grundrechenarten noch einmal durchgenommen oder per Hand kontierte Buchführung.

Wir waren leider noch die letzte Klasse, welche ein Haarteil selber knüpfen und frisieren musste (ich habe es mehrfach verflucht). Denn die Leitung der Meisterschule hatte endlich eingesehen, dass solche Kundenwünsche heutzutage nicht mehr geäußert werden.

Als Herrenfrisur mussten wir eine „Bombage" schneiden, was dem Elvis-Haarschnitt der 1950er Jahre gleich kommt. Und natürlich Dauerwellen und chemische Haarfarbe noch und nöcher. Für mich war das Ganze eine Tortur.

Gott sei Dank gab es eine ältere Referentin, die nebenberuflich Gutachten schrieb, um Friseurkunden bei einer Klage auf Körperverletzung zu unterstützen, wenn diese Verätzungen und Haarschäden durch Friseurbehandlungen erlitten haben. Sie war meinen ökologischen Erfahrungen gegenüber sehr aufgeschlossen und hat mich manchmal mit „Augen zudrücken" durch die „Chemie" geleitet. Die Meisterausbildung ist eine Zeit, an die ich manchmal mit Entsetzen, manchmal mit einem Lächeln über die bestätigten Klischees in meiner Branche zurückdenke.

Was den Meister ausmacht:

Die geprüften Fähigkeiten des Meisters beruhen auf chemisch-synthetischen Haarveränderungen, Fingernägel lackieren, einer Galafrisur und der Buchführung von Hand: Nur um die einfachsten Themen einmal zu nennen.

188 | Die HaarSprechStunde

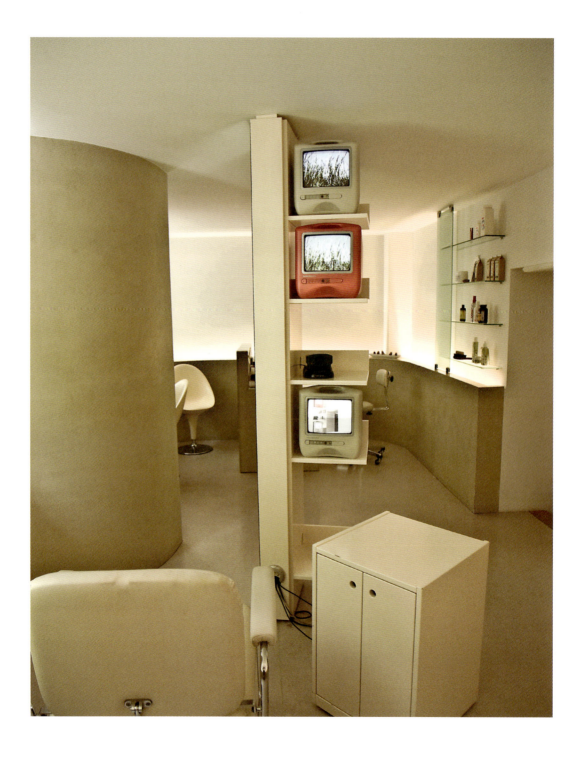

Auf den eigenen Beinen: der Haarpraktiker

Den Meisterbrief in der Tasche und die volle Unterstützung von Freunden aus neuen Medien, Film und Architektur im Rücken, schufen wir ein komplett neues, zeitloses Design für mein Geschäft. Der Haarpraktiker war geboren! Während die Haarwaschliege in Aussehen und Funktion blieb, wurde das Übrige einem künstlerischen Medienzeitalter angepasst.

Neues Kernstück wurden Kameras und Monitore am Spiegelturm, welche den Kunden am Haarschneideplatz von vorne und hinten zeigten und dadurch neue Möglichkeiten in der Beratung boten. Abends sehen Spaziergänger über die Monitore dann Videokunst. Im Jahr 2000 waren diese Kameras ungewöhnlich. Heutzutage sind sie durch Videochats im Internet normal geworden. Sie dienen zum einen dem Kunden sich aus verschiedenen Perspektiven selber zu erfassen, was die Beratung noch umfassender macht. Zum anderen wird auch meine Sicht auf den Kunden über den Spiegel hinaus erweitert und erschafft den Effekt der Nah-und Weitsicht, wie auch der realen und spiegelverkehrten Betrachtung. Zudem kann ich über den Zoom der Kamera ganz nah an die Kopfhaut fokussieren, zur Verdeutlichung der Haar- und Kopfhautproblematik.

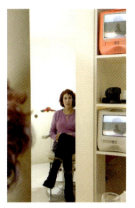

Die Behandlung beobachten: Im Spiegel von vorne und im Monitor von hinten.

Ein Jahr später wechselte meine frühere Kollegin bei „Transparenz", Marion Alemeier, zu mir ins Geschäft. Es war ein kurzer Sprung ins kalte Wasser der Selbstständigkeit für sie, der sich bis heute mehr als gelohnt hat. Nicht zuletzt, da dieser Schritt zwischen uns eine wunderbare Freundschaft und gleichberechtigte Geschäftspartnerschaft hervorbrachte. Im Wesentlichen kümmert sie sich um Haare, doch ihre Tiefgründigkeit kümmert sich definitiv um mehr als das.

Vom ersten Praktikumstag bis heute zu diesem Buch sind inzwischen 25 Berufsjahre voll. Der rote Faden webte sich durch ein Vierteljahrhundert. Dieses Buch ist die Summe meiner Erfahrungen in Worten und Bildern.

Michael Rogall

Danksagung

Die tägliche Bestätigung durch die Kundenbesuche gossen meinem Pioniergeist als Haarpraktiker vor vielen Jahren ein solides Fundament. Meine vielen Berufsjahre sind durch die konstante Treue meiner Kunden begleitet. Erfahrung, Wissen und Menschenkenntnis vertiefen sich weiter in den regelmäßigen Besuchen. Die immer wieder neuen Anforderungen, Wünsche und persönlichen Veränderungen meiner „Gäste" lassen nie Routine aufkommen. Abwechslung ist das, was ich jeden Tag aufs Neue mit Ihnen zusammen begrüße. Dafür „danke" ich Ihnen allen von Herzen.

Michael Rogall, März 2012

Quellen

Alle Themen, über welche Sie hier in meinem Buch lesen, basieren auf meiner über 25jährigen Erfahrung, Beobachtung und täglichen Anwendung. Zur Unterstützung und Inspiration für dieses Buches danke ich hiermit sehr den folgenden Quellen aus dem Internet:

Besonderen Dank an
schirmohammadi.de
hautarzt-dauer.de
oliebe.de
ökotest.de

genauso an das allwissende
wikipedia.de

und ebenfalls an
geo.de
eufic.org
prohaar.msd.de
haar-ausfall.com
zentrum-der-gesundheit.de
alzd.de
gesundheitfuerkinder.de
medizinauskunft.de
hairfinder.com/de
kfs-medizin.at
phytodoc.de
p-jentschura.com/de
bfr.bund.de
dheausa.com

Empfehlungen | Rat und Hilfe

Haben Sie Fragen zu den entsprechenden Behandlungsmethoden oder Produkten aus diesem Buch? Dann wenden Sie sich doch direkt an die empfohlenen Ärzte, Hersteller und Händler. Sie helfen Ihnen gerne bei Ihrem Anliegen weiter oder können Ihnen entsprechende Fachkräfte zur Behandlung in Ihrer Nähe nennen.

Wichtig zu wissen:

In ganz Deutschland, Österreich und der Schweiz verteilt gibt es nahezu 1000 Friseure und Naturfriseure.

Finden Sie den Naturfriseur in Ihrer Nähe.

Wir haben für unsere Leser und Leserinnen einen Naturfriseur-finder mit Adressen in ganz Deutschland auf unserer Website angelegt. Geben Sie einfach Ihre Postleitzahl ein und finden den richtigen Experten. Es werden immer mehr.

www.naturfriseur-finder.quell-online.de

Haarsprechstunde
Dr. med. Christina Hecker
Genovevastraße 3, 51065 Köln
+49 - 221 - 61 26 21
hautarztpraxis-hecker.de

Haarsprechstunde, Mesotherapie
Dr. med. Hans-G. Dauer
Wallrafplatz 1, 50667 Köln
+49 - 221 - 25 804 65
hautarzt-dauer.de

Deutsche Gesellschaft für Mesotherapie
mesotherapie.org

Neuraltherapie, Akupunktur
Dr. Reza Schirmohammadi
Am Kutzpfädchen 1b, 50769 Köln
+49 - 221 - 71 202 34
schirmohammadi.de

Im wesentlichen Haare
Marion Alemeier
Brüsseler Straße 2, 50674 Köln
+49 - 221 - 20 547 20
im-wesentlichen-haare.de

Naturfriseur-Finder

naturfriseur-finder.quell-online.de

Empfehlungen | Produkte

Naturhaarbürste, handgefertigter Holzkamm, Shampoo, Pflegeprodukte, Tonmineralerde, Vinaigre de Toilette
Quell Shop
+49 - 221 - 21 29 14
quell-online.de

Pflanzenfarbe, Kämmspray, Haarspülung, Kokoscreme
Alexander Pietschmann
+49 - 2402 - 70 953 50
oliebe.de

Spirulina, Chlorella
Greenvalley Naturprodukte
+49 - 30 - 616 713 90
greenvalley.de

Shampoo, Haarspitzencreme
Gsund & Schön GmbH
+43 - 7719 - 86 888
gsund-und-schoen.at

Tonmineralerde
+49 - 5402 - 64 479 0
alva.de

Entsäuerung Prinzip Jentschura
+49 - 2536 - 33 100
p-jentschura.com

Entsäuerung Prinzip Basica
+49 - 89 - 99 655 30
basica.de

Enzyme
wobenzym.de

Raumkonzepte
Frank Horlitz
+49 - 160 - 94 63 29 76
raumwiese.de

Literaturhinweise

Robert Baran, Rodney Dawber, Julian Levene: Wolfe Coloratlas.
Haare, Kopfhaut, Nägel vom Befund zur Diagnose.
192 Seiten, Urban & Fischer Verlag, 1997 (nur antiquarisch erhältlich)

Halima Neumann: Stop der Azidose.
Allergien und Haarausfall.
174 Seiten, Fürhoff Verlag, 1994

Sri Nisargadatta Maharaj, Ich bin.
Gespräche mit einem Erleuchteten.
271 Seiten, J. Kamphausen Verlag, 2001

Marianne E.Meyer, Spirulina. Das blaugrüne Wunder.
Die sensationellen Heilwirkungen der natürlichen Mikroalge bei Immun-
schwäche, Infektionen, Anämie, Allergien, Krebs, Aids und vielem mehr.
166 Seiten, Windpferd Verlag, 2000

Quell: Der Verlag für nachhaltiges Leben

Nachhaltigkeit hat viele Facetten. Sie reichen vom Dreiklang von Ökologie, Ökonomie und Sozialem bis hin zum bewussten Konsum.

Mit seinen Publikationen widmet sich der Quell Verlag dem Thema Nachhaltigkeit in allen Lebensbereichen:

Die Zeitung Quell berichtet vierteljährlich über Konsumentscheidungen und Verhaltensweisen, die zu einem nachhaltigen Lebensstil gehören. „Inspirationen für bewusstes Leben" zu geben, lautet die Mission der Zeitung Quell. Seit mehr als fünf Jahren berichten wir über das gesamte Spektrum von Themen, die zu einem nachhaltigen Lebensstil gehören – von Naturheilmitteln bis zum Energiesparen, von traditionell hergestellten Lebensmitteln bis zur ethischen Geldanlage.

Das Internet-Portal www.quell-online.de bietet flankierend zur Zeitung wertvolle Zusatzinformationen und macht die Berichte von Quell für die Leserschaft digital zugänglich. In unserem Internet-Shop bieten wir ein kleines, aber feines Sortiment von Produkten, die dem Kriterium der Nachhaltigkeit genügen und die es im Handel oft nicht zu kaufen gibt.

Die Bücher der Quell Edition greifen sowohl Themen einer zukunftsorientierten Gesellschafts- und Wirtschaftspolitik auf, als auch Themen der eigenverantwortlichen Lebensgestaltung.

Mehr über unser Verlagsprogramm finden Sie unter:
www.quell-online.de/shop/lesenswert.

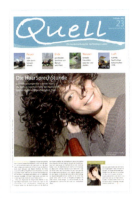

Die Zeitung Quell.
Thema der Frühjahrsausgabe 2012:
Die HaarSprechStunde

Im Internet unter
www.quell-online.de
finden Sie die Adressen
in Ihrer Nähe, wo Sie
die aktuelle Quell-Ausgabe bekommen.
Oder fordern Sie eine
Probezeitung an:
Quell-Leserservice,
Saalgasse 12,
60311 Frankfurt,
T 069 - 21 99 49 40 |
info@quell-online.de

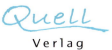

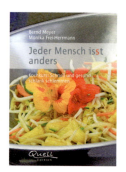

Kochkurs „Jeder Mensch isst anders"

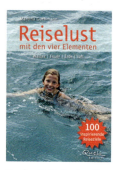

Buch „Reiselust mit den vier Elementen"

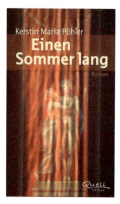

Roman „Einen Sommer lang"

Quell Edition: Buchsortiment

Schwerpunkt Ernährung

Das Kochbuch „Jeder Mensch isst anders" basiert auf den Erfahrungen der Quell-Gestalterin Monika Frei-Herrmann, der es mit der zugrunde liegenden Methode gelang, mehr als zehn Kilos abzunehmen und zu halten. Den Kochkurs von Profikoch Bernd Meyer hielt sie in vielen Fotos fest und bündelte sie zu dem Kochbuch.

Bernd Meyer, Monika Frei-Herrmann: Jeder Mensch isst anders
Kochkurs: Schnell und gesund schlank schlemmen | 64 Seiten | Spiralbindung | Quell Edition | 3. Auflage März 2011 | 14,90 Euro | ISBN 978-3-9812667-2-6

Schwerpunkt Reisen

Reiselust mit den Elementen: Der Einklang von Wasser, Luft, Erde und Sonne wirkt sich positiv auf die Gesundheit aus. Das Element Wasser steht für Ausgleich, Sonne bedeutet neue Kraft. Das Element Erde stabilisiert, während uns die Luft beim Durchatmen hilft und zugleich inspiriert.

Martina Guthmann: Reiselust mit den vier Elementen
100 inspirierende Reise-Ziele | 184 Seiten | 400 farbige Fotografien | Quell Edition | 2012 | 22,90 Euro | ISBN 978-3-9812667-9-5

Schwerpunkt Philosophie

Wer sich mit den Lehren der griechischen Philosophen auseinandersetzen möchte, der ist mit dem Roman von Kerstin Maria Pöhler gut beraten. In ihrem Erstling „Einen Sommer lang" beschreibt sie am Beispiel des in den Ruhestand getretenen Leonard dessen Neuorientierung von Phasen der Euphorie, Enttäuschung und neuem Lebensmut.

Kerstin Maria Pöhler: Einen Sommer lang
Roman | gebunden | 325 Seiten | Quell Edition | 2011 | | 24,90 Euro | ISBN 978-3-9812667-5-7

Die Bücher erhalten Sie im Buchhandel oder direkt beim Verlag (versandkostenfrei) T 0221 - 21 29 14 | info@quell-online.de | www.quell-online.de

Quell Edition: Traditionelle Naturkosmetik

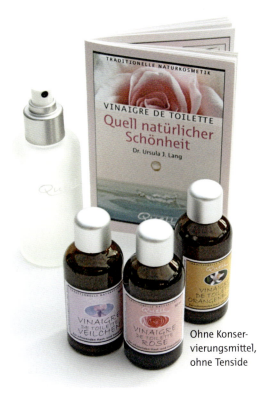

Ohne Konservierungsmittel, ohne Tenside

Ein wiederentdecktes Schönheitsmittel

Die Apothekerin Dr. Ursula Lang hat die erstaunlichen Wirkungen von Vinaigre de Toilette nun wiederentdeckt und ihr Wissen in zeitgemäße Naturkosmetik-Produkte einfließen lassen: Vinaigre de Toilette ist aus biologisch gewonnenem Apfelessig unter Zusatz von ätherischen Ölen hergestellt und hat natürliche desinfizierende und reinigende Eigenschaften. Der Kosmetik-Essig wird vor der Anwendung im Verhältnis 1:10 mit reinem Wasser verdünnt.

Vinaigre de Toilette bewährt sich als Haarspülung, Gesichtswasser, Rasierwasser, Badezusatz, zur Pflege der Füße, zur gezielten Bekämpfung von Hautunreinheiten, Sonnenbrand, Juckreiz, Insektenstichen und leichten Entzündungen.

Vinaigre de Toilette:

Melisse, Veilchen, Rose, Orangenblüte
50 ml
Preis: pro Flasche 14,90 Euro

Glasflakon zum Befüllen: 100 ml
9,90 Euro

Testset inklusive einer Flasche (50 ml) Vinaigre de Toilette nach Wahl, Glasflakon und Booklet „Vinaigre de Toilette – Quell natürlicher Schönheit.
Preis: 24,90 Euro.

Zu bestellen im Quell-Shop:
T 0221 - 21 29 14 oder
www.quell-online.de

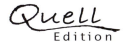

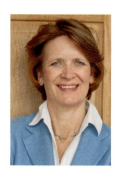

Andrea Tichy
Quell-Verlagsleiterin

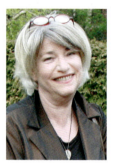

Monika Frei-Herrmann
Quell-Gestalterin

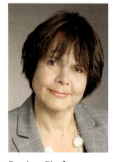

Regina Eisele
Quell-Lektorin

Liebe Leserinnen und Leser,

leider gehöre ich auch zu den Menschen, deren Haare ein anstrengendes Eigenleben führen: Starrsinnig weisen sie mich darauf hin, wenn etwas nicht stimmt, außerdem nehmen sie mir so manche meiner Verhaltensweisen übel. Sie sind und bleiben eine Herausforderung.

Michael Rogall, der Haarpraktiker, hat mich mit meinen Haare versöhnt. Er konnte mir zwar keine üppige Haarpracht zaubern, wie sie beispielsweise meinem Mann und meinen Söhnen in die Wiege gelegt wurde. Aber durch ihn habe ich gelernt, auf die Bedürfnisse meiner Haare zu achten, sie regelmäßig zu bürsten und aus meiner Natur das Beste zu machen. Auch Monika Frei-Herrmann, meine geschätzte Geschäftspartnerin und Gestalterin von Quell, hatte irgendwann die Standard-Methoden konventioneller Friseure satt und fand den Weg zu Michael Rogall. Seither vertraut sie ihm in allen Belangen, die ihre Haarpflege betreffen und trägt ihre Frisur in Naturweiß. Regina Eisele schließlich, unsere Lektorin, fand durch die Arbeit an diesem Buch zu den von Michael Rogall verwendeten Pflanzenfarben und lässt sich diese an unserem Verlagsstandort Frankfurt von der erfahrenen Friseurin Nur Milor applizieren.

Das Redaktionsteam von Quell war in den vergangenen Monaten fieberhaft damit beschäftigt, Michael Rogalls Praxis-Tipps in Buchform umzusetzen. Das Ergebnis halten Sie nun in Händen und wir hoffen, dass Sie von dem Thema ebenso fasziniert sind wie wir. Und wenn Sie durch die Lektüre Anregungen bekommen, wie Sie Ihrer Kopfhaut und Ihren Haaren Gutes tun können, dann haben wir die Mission dieses Buches erfüllt.

Herzlich
Andrea Tichy

Haarpraktiker

Michael Rogall

Brüsseler Straße 2

50674 Köln

+49 - 221 - 258 95 86

haarpraktiker.de

rogall@haarpraktiker.de